文成
天縱

『十三五』國家重點圖書出版規劃項目

國家圖書館藏中醫稿抄本精粹

GUOJIA TUSHUGUAN CANG ZHONGYI GAO-CHAOBEN JINGCUI

張志斌　鄭金生　主編

19

廣西师范大学出版社
GUANGXI NORMAL UNIVERSITY PRESS
·桂林·

第十九册目録

〔一〕原書有目録，與正文相應，故不再重編。

〔二〕原無目録，今依正文編製目録。

〔三〕正文無此標題，但内容同陶華《傷寒家秘的本·傷寒總論》，故補此名。

平遠樓傳秘方（三）

膏门

紫金膏 列

肉桂 分　當歸 分　細生地 分　元參 分

赤芍 分　大黃 分　白芷 分　木鱉 分

人髮 分　半枝連 分　槐枝 三節　柳枝 二節

麻油十斤 陳

浸七日熬枯去渣入丹鉛粉收熬至滴水成

珠方可入細末藥

淨沒藥半 阿魏半 桂粉八分 淨乳香五

攪勻成膏

散膏 陳辛田 一切風痺痠痛及寒濕作疼

麻黃四兩 獨活四兩 當歸四兩 桃枝廿兩半

羌活四兩 狗脊四兩 草烏四兩 桂枝三兩半

桑枝廿六兩半 麻油二十斤

如法製度熬至滴水成珠

散膏 王瀚山 又名頭風膏 治頭風貼太陽邊

升麻各 麻油一斤
煎枯去渣加丹收

巴公膏 蜀藩司巴公治此疾傳者 大瘡腫毒一切瘡堤
木鱉廿个 象甲廿 大山甲四十九片油煎 作為度
巴豆仁卅五立 山梔仁廿五立 麻油四斤
柳槐桃楊桑枝各四十九節切段煎枯
去渣入木鱉象皮山甲巴豆仁梔子煎枯
去渣再煎入鉛丹攪勻再入血竭兒茶

淨乳香沒藥各三月石半細〻擂覓勻細

磁鉢內臨用鵝水燉開攤貼忌火烘

○巴膏刘 消一切腫毒

黑梔粒各八 血竭各三後下 象皮各半 兒茶各三後下

番硇後下半 山甲各 人髮各 麻油三斤

桃柳杏桑槐枝各四十九條丹廿四兩如常

法收膏

巴膏陳

生山梔五斤　番硇石研分　山甲廿分　乳香二分

血竭二分研　亂髮洗十二分　兒茶二分研

桃柳槐桑杏枝各廿一兩　麻油四十斤　如常法

◎善應膏　剝　一切惡瘡腫毒發背瘰癧損傷

刀斧諸瘡蛇虫咬傷湯火傷臁瘡癬瘡

當歸　川烏　草烏　赤芍

細生地　人髮洗　白杏仁去皮　白芷

川芎　檳榔　大黃　瀝青研後下

芸面 各十兩 後下 五本 上有乳没各一兩 麻油
十斤浸一宿煎黑漉清去渣收入緯丹
一兩用槐柳枝不住手攪匀如藥用時
于必須麻油廿七斤八兩

八反膏 剉 治一切癰毒
甘遂 二兩 番鱉 五錢 青葱 七兩 活鯽魚 一個
甘草 二兩 硇砂 五錢 白蘞 七兩 莧菜 不拘
麻油 十斤 陀僧末 五斤 飛入

謝蒙和五毒膏　一切無名腫毒尤妙

瞎地鞭二条　麻黄五钱　白芨一两　佩蘭葉半斤

乾蟾五十只　獨活一两　大壁虎廿条　連翹一两

血餘两　葱十两　大黄两　細生地一两

全蠍五钱　羌活一两　川烏一两　姜八两

吳蚣卅条　新絳一两　草麻子两　淨乳香一两去油

象貝一两　淨没藥三两　緯丹三斤　菜油二斤

穿山甲一两　當歸两　銀硃两　小青油一斤

麻油七斤 番鱉四兩 蟬衣二兩 草烏二兩
此法煎好成膏後溫入
射香半 冰片二錢 為末入膏攪勻
○陽和解凝膏○○○○ 內傷及流注凍瘡一切陰疤
川附子二兩 當歸二兩 川烏二兩 草烏二兩
白芷二兩 肉桂二兩 防風一兩 川芎四兩
殭蠶二兩 木香一兩 官桂二兩 五靈脂一兩
川斷一兩 荊芥一兩 白芨二兩 香櫞一兩

地龍 二兩　淨乳香 二兩 後下 赤芍 二兩 白斂 二兩

桂枝 二兩　大黃 二兩 陳皮 二兩 淨沒藥 二兩 後下

射香 二兩 後下 蘇合油 四兩 後下 新牛蒡子 根梗葉 三斤

白鳳仙根 四兩 煎枯 麻油 十斤

每油一斤加丹七兩加乳沒合油再加射〻

攤勻

生肌膏

象皮 四兩 血髮 四兩 生山梔 五斤 山甲 二兩

血竭三錢 兒茶三錢 乳香三錢
桃柳桑杏槐枝各廿一兩 麻油十斤
○神異膏 流痰癧痰潰不完口
蜂房五錢 元參半 蛇殼半 杏仁五錢
生耆兩 黃丹兩 亂髮雞子大一團
先將髮烊後再入杏仁炒黑用絲綿濾清
再入芪熬一二時入蜂房蛇殼俟紫黑色去
渣入丹

○消痰膏　陳風痰之候

萆麻七斤十兩　麻黃廿斤　麻油廿斤

熬膏收用丹

雞眼膏

生河豚目四十九个　麻油分　緯丹每卒

貼雞眼即落

○雞眼膏刘

鮮河豚眼四个　大金蠍廿五个　人髮洗开

熊胆 一分另入　麻油一斤　緯丹 分

熬成膏丹收貼之雞眼即除

○痰核化堅膏 専治瘰痰化堅消痰一切偏正頭風

大黄　川芎　白斂　元参

赤芍　草烏　木鼈　白附子

皂角 牙　升麻 牙　昆布　海藻

半夏　官桂　防風　當歸

荊芥　南星　白芷 各半　麻油 三斤

浸七日熬黑去渣入丹收 十兩

清涼膏 秦克明

苦參一兩 元參一兩 大黃一兩 荊芥

防風 白芷 番鱉 全蠍

白斂 歸尾 萆麻子 獨活

血餘 赤芍 羌活 山甲

銀花 殭蠶 連翹 白芨各一兩

麻油五斤 豬油二斤 黃丹三斤

收斂照常法

青麟丹　治湿毒之類

川柏　商陸　蝦蟆　白芷

江子肉　山梔　白芨　蒼术

木防己　生南星　草麻肉　麻油半二斤

鉛粉收加入糠青青黛

聚寶膏

白芨　当帰　象皮　紅花各分

男髮半　人脂甲半

將藥入油內煎枯去渣入諸末藥再加煉

甘石　鉛粉　緯丹　收膏再入末藥攪勻

血竭　兒茶　芸香　沒藥

乳香　輕粉　龍骨　赤脂各一兩

五毒膏

吳蚣　班毛　蝟皮二張　乾蟾二个

山甲　全蠍　天虫各一兩　桐油二斤

杜酥才　緯丹四八分　麻油三斤
煎枯去渣加丹滴水成珠加入
阿魏五分　再入後末藥
淨乳香五分　射香才　肉桂五分　淨沒藥五分才
如貼痞用狗皮貼之

百應疾疕膏

急性子　南星　沒藥　川烏
海風藤　芸香　羌活　麻黃

北辛　甲末　荊芥　白夕利

紅花　升麻　殭蚕　川烏

木鱉　防風　獨活　桑枝

牛蒡　浄乳香　歸尾　律丹 如視嫩加外 六斤八兩

麻油十五斤

紫雲膏

白芨　白斂　當归　番鱉 去皮

商陸根　羌活　生軍　草麻

獨活各两　男髮一大團　麻油二斤

照常法收

八寶膏魚　無名腫毒濕毒

當歸　木瓜　川連　羌活

烏藥　桃仁卅粒　紫蘇　川烏

草烏　人參　茯苓　蒼术等

姜黃　天麻　全蠍十个　檳榔

防風　月石　（皂角　甘草

白芷　茯苓　半夏　官桂

北辛　陳皮半　桔梗　紫蘇

白芨　大風子　淡芩　虎骨

霍香　杏仁八十粒　連翹　大黃

赤芍　草麻子三百粒　番木鱉五十个　山甲

桑寄生　川芎　獨活　木通

白斂　川柏　三棱　南星

蓬朮　荊芥　良姜　知母

黑丑　首烏　五靈脂半　紅花
鎖陽　白夕利　玉芙蓉各分　血餘分
麻油四斤煎枯去渣滴水成珠後下細末藥
阿魏　官粉　辰砂　龍骨
乳香　丁香　雄黄　血竭
輕粉各分
再下繹丹收

呼膿長肉膏　瘡疽便毒廣瘡濕毒下疳結毒

生黄耆　懐生地　防風　山慈菇

劉寄奴　元胡索　歸尾　紅花

銀花　赤芍　桃仁　蘇葉

合歡皮　土木鱉　荊芥　白芷

羌活　川芎　角針　白芨

骨碎補　金釵艸　連翹　蒼耳子

川山甲　獨活　烏藥　蘇木

天南星　甘草　蟬衣　元參

麻黃　蚤休　萆麻　五倍子
川烏　肉桂　烏梅肉　蒲黃
蓬术　川烏　降香　石斛
姜黃　川連　川柏　川椒
半夏　漏芦　大黃　象皮
苦參　杏仁　山梔　白歛
姜蚕　龜板　牙皂　蒼术
血餘　蛻殼　雞內金　吳蚣各五

獨活半　麻油一斤　大黄半　羌活半
川烏半　紅花半　當歸半　生姜子
乱髮一團　葱白不拘
入油内熬枯去渣濾淨入松香一斤濾過熬
加入陀僧二兩再徐徐加硫黄末八兩攪匀二味
时須漸漸遂徽添不可太多太驟成膏後
以水息火

玄珠膏　沈啓白

草烏才　班毛全个　木鱉肉十四个　麻油一斤
浸上四味用柳枝四十九寸七日文火煎枯去
渣入巴豆仁三兩煎豆黑傾于鉢内研如泥
加射香一分攪匀入磁罐内收用

大小八宝膏　治瘡痛

絕陽草丹才　靈仙丹才　山慈菇丹才　紫草丹
當歸丹才　茅术丹才　銀花丹才　木香丹才
麻油一斤

煎枯去渣煎至滴水成珠入後藥
葱汁　姜汁　千里光汁　金灯花汁
以上四煎汁听用
象牙末两　木香两　研極細末無聲為度
鉛粉廾两炒　血竭两　射六錢　醋煅龍骨两
無名異煅两　黃占一斤　樟冰两　螵蛸两
赤石脂煅两　緯丹廿兩飛　白蠟两　麻油十三斤
嫩松香分

藥切片浸油內春五夏三秋七冬十取出
入鍋內文武火熬至煎焦油黑為度濾清
去渣再熬用槐枝頻攪次下四味草汁
又次下黃白占再下龍骨等四味攪勻
又次下黃丹頻頻攪之鉛粉用細絹篩下
滴水成珠候冷方下乳沒等九味攪勻
候膏成入鉢內埋土中一日水浸一日方煎
膏忌尼僧婦人雞犬見

百應神膏

南星匁　桃仁匁　半夏匁　草烏匁

芸香半　雄黃半　乳香分　清石分

輕粉分　沒藥分　血竭分　銅青分

呼膿長肉膏魚

麻油三斤　明礬一固　當歸才　黃芪才

白芷才　川柏才　黃芩才　大黃才

荆芥才　白芨才　忍冬藤才　杏仁才

防風子

槐柳梔枝各七寸丹收

血竭膏　瘡痕毒惡未發用此以毒攻毒若

要生新續筋肉不用此

當歸　白芷　生軍　川連

鱉木　人髮　川柏　皂角

杏仁　蜂房各两

麻油十斤先煎髮候枯下九味煎枯去渣

下丹膏成下乳没血竭各半

神異四七膏 治一切瘡癤久不愈

防風 白芷 赤芍 皂角

木鱉 萆麻子 羌活 當歸

川連 巴豆肉 肉桂 烏藥

五倍 槐柳 煆無名異等分 麻油

煎枯去渣令黑方下松香黄占又燉溶化濾

清入丹鉛粉再燉下乳香没藥輕粉槐柳

損傷

抜毒膏 文治

當歸尾　川芎　赤芍　紅花

防風　独活　大黄　灵仙

白芷　羌活　官桂　鬱金

烏薬　山甲　蛻売　呉蚣

艸烏　荊芥

麻油煎枯去渣松香収之

水火膏 急之焉 一切瘡疽加五灵散于膏更妙

疔剤不用五灵散

江子仁半 生地半 川柏两 歸尾半

山甲少許 大黄二两 松脂一两半 胆凡二两

銀花一斤 川椒一两 無夷一两半 木香二两

雲砂二两 秦椒一两半 番木鱉卅个 香油七斤

血餘两 犀角半 草麻肉一两

江子肉五千粒 降香二两

燉至滴水成珠再入後藥
淨乳香錢 甘松錢 沉香錢 冰片錢
輕粉錢 雄黃錢 淨沒藥錢 杜酥錢
血竭 樟冰 西珀 牛 射香
阿魏 松香 橫旬

百寶膏 消腫生肌止痛追膿消瘀癧結毒
瘫瘓臁瘡
歸尾錢 白芷錢 兩仈夫錢 番鱉去皮七个

肉桂半　生軍半　山甲五片　蛻退半

草麻肉五十粒　乾蟾二个　天龍七條　麻油一斤

血餘二兩　蜂房半　巴豆肉五十粒　蟬衣半

銀花半　草麻仁二兩　番鱉二兩　連翹半

白芷半

麻油一斤熬枯去渣滴水成珠入炒丹八兩

不住手攪加乳香沒藥兒茶各半成膏攤

疔毒腫宜加入蟾酥二兩同煎尤妙

附五香散撲藥 魚三馬

射香一分 丁香半 大黄五 胡椒半

雄黄三 乳香二 肉桂一 杜蘇二

右為末和勻撲膏上

秘仙膏 應氏 一切無名腫毒

槐角子 渓角霍三五 千年石灰三五 角針某

蕿蓉五 吴蚣少許 葶藶三五 牛膝五

蟬衣四十个 梔仁少許 只實三五 蜂房少許

元胡索二两 威灵仙二两 附子二两 蜕壳少许
王不留行二两 白芷一两 苏木二两 红花一两
当归一两 寄生一两 茵陈二两 官桂二两
桃柳槐桑榆枝一寸长各壹百廿节先
入油煎枯去渣入丹七两炒紫色收之加
黄占一两冬用丹六两黄占果六徐徐加入
或以陀僧代丹后加入细末药
净乳香主 以柏末另 冰片一分 麝香六钱后下

軽粉三両　浄没薬三両　血竭三両　檀香三両

血珀三両　珠子朱　降香末三両　沈香三両

犀角三両

攪勻貼癖塊加阿魏

紫金膏 白通禅師傳 風寒濕四肢骨節疼痩臁瘡

瘰癧

壮年髪一斤如無以猪毛分代之　草麻肉四両　白占三両

硝三両　松香三斤　麻油一斤　明凡末三斤

先下髮松香候烊成黑汁乃下油八兩再
熬入草麻白占等徐徐下硝元

一反膏

莧菜四斤　大鯽魚四斤一个　麻油八斤
煎枯去渣入丹五十兩

金鎖比天膏注

蝦蟆三只　紫地丁一斤　野苎麻一斤　蒼耳子一斤
劉寄奴一斤　豨薟草一斤　山甲一具　麻油六斤

先煎老酒葱汁各兩碗拌藥曬乾山甲用

麻油六斤煎枯又麻油十六斤煎藥去渣

并二油煎入丹壹百三十二兩再入牙皂灵

脂大黃芸香各研四兩成膏以膏隔水

煅化用

蟬酥膏　功专退毒消腫

川烏　白芷　大風子　芙蓉葉

桃仁　大黃　艸烏　生地

五倍子　半夏　姜蚕　蟬衣
松香　知母　白芨　南星
防風　千金子　地丁　红花
白斂　地丁黄花　野薔薇根　山慈菇
歸尾　銀花　全蠍　黄龍尾
土大黄　牛膝　蜂房　木瓜
巴豆　苏木　丹皮　血餘
白鮮皮　蒼术　川芎　羌活

獨活　角針　花粉　黄占 各一两

蜈蚣 廿条

細末薬

射香 五　浄乳香 两 雄黄 半 杜蘇 五

麻黄 十斤 猪油 三斤 緯丹 五斤 浄沒薬

照常法煎收

乳羊膏

阿魏 两　血竭 两　月石 两　浄乳香 半两

淨沒藥半兩 甘遂兩 射香半山羊血兩

甘草兩

為末合油二斤調匀大紅綢攤貼患處

赤龍膏 云屏

火赤練蛇三十条入罈內候、蓖麻油二十斤煎

枯去渣入丹熬成

一見消膏 治瘡疽

川烏二兩 閙楊花二兩 銀花二兩 白歛二兩

草烏 二兩 半夏 二兩 白芷 一兩 血餘 一兩
生南星 二兩 川五倍 一兩 土貝 一兩 大黃 二兩
白芨 一兩 當歸 二兩 緯丹 八斤 麻油 十斤 浸油
照常法收熬

象托膏
象皮 三兩 龍骨 甘石 川柏
地黃 一兩 淨乳香 潮粉 淨沒藥
血竭 研細末將渣同甘石再研末

先以柏地同麻油煎枯去渣再以六味為細
末麻油一斤潮粉六兩又入松香二兩和藥
收固

外科百花膏

地百脚草一兩　實脚跡艸半二兩　土牛膝一兩　猫脚將軍草一兩
蒲公英三兩　串枝蓮一兩　紅地丁草一兩　蛇床子半一兩
白地丁草一兩　[illegible]辮草半一兩　大蒜頭四十個　韮菜打一兩
吳蚣十條　全蠍十個　壁虎十條　赤練蛇一條

麻油四斤　飛淨丹一斤

內消膏刈

紫金皮两　土貝两　防風两　甘草两

遠志两　生地半　赤芍两　鳳凰衣两

當歸半　木香两　只殼半　青木香两

麻油四斤浸三日槐桑柳枝熬枯瀝清次後

再下生地歸身再熬成球下木香鉛粉廿

八兩再攪之出火氣用之

沈碧白五灵膏　治毒將潰塗之未潰即消

草烏　斑毛八个　木別肉　麻油一斤 三味浸七日

柳枝四九寸　文火煎枯去渣入肉子仁三兩煎豆

黑傾出鉢內研如泥加射香擂匀入磁罐收用

紅玉膏　沈碧白　頑瘡不收口及濕爛廉瘡梅瘡

麻油一斤　象皮三斤切片　柏油四兩　血餘半

管仲五半

三味入二油煎枯濾水成珠下炒丹六兩再下

細末藥

辰砂　川椒　兒茶　樟氷

血竭　桂粉　淨乳香　淨沒藥

擯匀

流痰膏　点治痰塊

鮮水紅花　射干　麻油一斤

熬膏收丹

一方用綿花子油煎

化痰膏

菜油四斤 壁虎十条 蜘蛛廿个 蝸牛廿六个

入鍋煎葯枯浮油面取出再入各料鮮首烏藤叶甘菊根薄荷牛蒡蒼耳等各八兩文火熬枯去渣俟冷方再入連翘元参苦参白斂白芥子殭蠶水紅花子仁各打碎大黃防風各四兩浸一宿熬至黑枯濾清見過筋量滴水成珠將前製木別油歸入乾炒丹浸入攪

勻文火熬成珠加入丁香油射香六分二錢合油

二兩攪勻入退火攤貼凡患瘰癧此膏貼之

即消

如欲其收口再加乳香沒藥潮腦血竭水煮

海螵蛸煆龍骨赤脂各五冰片一分輕粉各

黃丹各

為末摻膏上凡治諸瘡立可止痛生肌

琥珀膏　瘰癧不潰或成漏

木通　白芷　當歸　防風
番鱉　松香各二兩
麻油二斤八兩浸油煎枯去渣入炒丹一斤
柳枝不住手攪匀熬至滴水成珠入後
細末藥
西珀　辰砂　木香　丁香
肉桂各二兩
金不換萬應膏　治一切風濕寒暑手足拘

鷹背節瘦羸男子痞積女人血瘕及腰
脇痛結核轉筋俱炶患受腹痛泄利
癧炶膈上哮喘咳嗽受寒惡心胸悶色
痿黃心痛俱炶前後心傷力炶後心疝
氣炶腎俞穴

川芎　熟地　良姜　川栢
白芷　烏藥　麻黃　蒼朮
北辛　薄荷　血餘　蜂房

梔子　當歸　甘草　芫花減少

元參　半夏　生地　只殼

杜仲　淡芩　貝母　柴胡

連翹　赤芍　山藥　澤瀉

獨活　白术　白蒺藜　丁香皮

巴豆減少　青皮　白芨　吳蚣

蘇木　川連　白蘚皮　蟬衣

木通　梔仁　萆麻仁　銀花

桔梗　首烏　百合　艾

香附　知母　猪毛　桑枝

大黃加倍　前胡　獨活　杏仁

猪苓　升麻　五茄皮　灵仙

官桂　遠志　僵蚕　全蠍

龜板用腹四分　川斷　星南　紅花

陳皮　苦參　益母草　黃芪

川烏　花粉　天麻　地榆

青風藤　川槿皮　牛膝　草烏

藁本　大風子　防風　山甲

羌活　五倍　牙皂　兩頭尖

瓜蔞仁　木鱉　荊芥　合歡皮

降香節　桑寄生　馬勃　馬鞭草

劉寄奴　骨碎補　蛇床子　角針

狗脊　丹皮　蛇殼二条　土大黃

蝦蟇草　無名異　夏枯花五双

切片加桑楡槐楮枝長一寸各七根麻油十
五斤浸药内煎好下細末药
松香一斤　黄丹多　浄没药　乳香
射香　阿魏　氷片　血竭
兒茶　樟腦　龙骨　赤脂
海螵蛸
為末入油攪匀

八仙膏　潘晋卿

鷄蛋廿五个　当歸一两　大黄一两　山梔一两

梔柳槐桑枝各一两　麻油二斤

煎枯下丹收十二兩收

大元膏　治一切痞塊風氣心胃腹痛等症

神效青布攤貼

元參一两半　香附一两　苦參一两　麻油三斤

浸藥煎枯渣入鉛粉一斤收

秘傳萬應膏　外症跌打傷筋骨

防風　荊芥　連翹　殭蚕
蒼朮　北辛　歸尾　白芷
赤芍　淡芩　獨活　蛇床
紅花　川柏　蟬衣　甘草
大黃　川椒　胎髮　銀花
吳萸　草烏　川烏　骨碎補
秦艽　番鱉　大風子去殼半
麻油猪油桐油各一斤浸藥煎好濾清加

飛丹廿兩攪勻再乳後攪勻春夏老秋冬

嫩

五汁膏　瘧貼胸後

韭白根汁　白鳳仙汁花根葉同打　老薑汁

葱白汁　大蒜頭汁

五汁初用武火熬膏宜老另鍋盛之麻油

熬行煉老收丹好每淨油一斤入五汁膏約數

碗徐徐下槐木棍攪勻然後入末藥再熬停

時治風濕痞膈跌打藥末貼患處

百福萃珍膏

鎮玉池補精髓資坎水助元陽通利九竅貼湧泉穴通利三百六十骨節百病俱消貼丹田小便痲氣精冷陽痿貼之自舉貼腎俞穴治腎虛腰疼脚膝軟貼臍治泄瀉腸鳴休息痢貼胃俞治氣滞疼冷欬嗽喘痰不能止癱瘓麻痺諸風癮疹筋痛拘攣

瘕痞跌朴閃挫隨患處貼之血海久冷

白帶白淫不受陽精不成胎腰痛調經

安胎並貼丹田外傷立效生姜搽患處

然後貼之

杜仲兩　菟絲子兩　萆薢兩　川柏兩

穀精草兩　巴戟肉兩　鹿茸兩　首烏兩

兩頭尖兩　牛膝兩　麥冬兩　元胡索兩

杏仁兩　山甲兩　附子兩　丁香兩

川斷 一錢 官桂 一錢 木別 一錢 丁皮 一錢

黃芪 一錢 茴香 一錢 蛇床 一錢 川朴 半

川芎 一錢 熟地 半 生地 半 虎骨 半

獨活 半 當歸 半 肉蓯蓉 半 烏藥 半

防風 半 地龍 半 仙靈脾 半 大黃 半

甘草 半 檳榔 半 遠志 半 天冬 半

赤芍 半 白芷 半

椿桑桃柳槐枝 各一寸長四十九節 麻油 五斤

浸諸藥照常法煎加入細末藥

松香兩　龍骨錢　甘草末錢　血竭半

硫黃半　雄黃半　沉香錢　赤脂半

杜蘇半　桂粉錢　樟冰錢　木香錢

芸香錢　陽起石錢　淨乳香錢半　淨沒藥錢半

安息香錢　射六半　黃占兩

固真膏　鎮玉池固精通血脈

一下麻油一斤四兩

二下粗藥十八味

鹿茸一只酥炙　遠志　官桂　川柏

熟地　天冬　麥冬　牛膝

蛇床　菟絲子　紫梢花　穀精草

龍骨　川斷　木鱉　甘草

大附子麵包煨用取出

三下杏仁去皮尖去　肉蓯蓉酒洗浸

四下松香八兩　黃丹滾湯淘濾去脚八兩

五下雄黄末 龍骨末 赤脂末
倭硫黄末 虎骨末焼
六下乳香末 沉香末 没薬末 丁香末 為末
七下射香末 杜酥末 陽起石末 為末
八下黄占半作小塊下鍋

熬法先以甘草同麻油油煎三五沸後
用粗薬熬黒色濾清渣後下松香黄
占以槐柳枝不住手攪滴水成珠離火
待温然後下雄黄虎骨硫黄赤脂攪

又將藥鍋放火上溶開再下乳沒丁香沉
香攪匀不住手不使油滾取下離火再射酥
起石又攪匀俟滴水成珠攤在紅緞上貼患
處氣疾者貼在前及臍內後腎門俗固
元陽男子陰虛百病婦人胎產經事無
不神效

損傷膏

生附子十兩 廣三七八兩油者入藥 五靈脂八兩酒洗去砂炒入油 乾蒜十兩連皮

乾姜二两　三奈二两　甘松二两　川烏一两

草烏一两　乾葱二两　乾蘆二两　連根象皮一两

射香一两　乳香二两　没药二两　桐油八斤

浸十日煎時下炒丹二斤去渣至滴水成

珠入乳没射三味次第入药

抓痞膏

桃仁一两　香油八两　生猪腦八两

白占一两　血余八两　桐油八两

入鍋武火熬腦子去渣下黄丹十四兩熬膏

俟温下

胡連錢　白芷錢　三稜錢　歸尾半

硇砂半　射香分　紅花錢　莪术錢

蘇木錢

共為細末入前膏攪匀收貯勿泄氣可攪

先用皮硝煎水洗患處次用姜擦〻方用

帛攤膏貼後用鞋底炙熱熨〻五六十遍

覺内熱方可麻叩消縮如神

○程益美狗皮膏

當歸五錢　大黄五錢　巴豆肉五錢　劉寄奴五錢

桃仁研五錢　五灵脂半飛後下　只殼五錢　狼毒五錢

白芥子研五錢　商陸五錢　急性子五錢　莪术五錢

山柰五錢　木鼈研五錢　丹參五錢　草麻子五錢

杏仁五錢　阿魏後下五錢　蒼术五錢　麻油壹斤

入上药浸三日熬枯去渣每油一斤入丹壹兩

成膏後下阿魏五灵脂待冷火再下硝雄黄
乳香净没药各壹两五錢射香五分

風氣膏

葱汁　官桂　烏药　红花
蒜汁　乾姜　草烏　當歸
生姜汁　鳳仙汁
用燒酒浸药待收乾入麻油煎枯渣濾清
炒黄丹收膏照旧法

萃芝堂内傷萬應膏

程元太

羌活　白术　半夏

獨活　蒼术　南星　川芎

白芷　山甲　天麻　川柏

川烏　川椒　牛膝　麻黄

草烏　僵蚕　兩頭尖　大茴香

木通　大蒜頭　狗脊　桂枝

生地　石菖蒲　桃仁　白附子

天雄　海風藤　靈仙　油松節

升麻　地骨皮　紫荊　蒼耳子

牙皂　赤芍兩半　五加皮　老鸛草

草麻子　當歸兩半　杜仲　落得打各兩

後入細藥

丁香兩　合油八兩　淨乳香兩　排草兩

肉桂兩　麻油卅斤　三奈八兩　良姜兩半

淨没藥兩　甘松兩　樟丹八斤炒

青盦齋內傷膏 通貴楷

當歸兩 羌活兩 烏藥兩 白芷錢

申薑去毛錢 防風錢 川烏錢 生川附錢

獨活錢 麻黃錢 荆芥錢 蓬朮錢

靈仙錢 木瓜錢 生軍錢 赤芍錢

甘草錢 川斷錢 防己錢 杏仁錢

劉寄奴錢 生地錢 三稜錢 桂枝錢

秦艽錢 蘇木錢 草烏錢 紅花錢

另細末藥

丁香 分　排草 匁　北辛 分　山奈 匁

合油 匁　母丁香 分　射香 分　廣草 分

木香 分　肉桂 匁　良姜 分　淨沒藥 匁

麻油 十六斤　緯丹 四斤八兩　鉛粉 八兩炒研

痞積膏

水紅花　麻黃

浸數日熬膏入丹俟好候冷入射少許攪勻貼之

青選堂內傷膏

當歸兩　大黃兩　川芎兩　延胡索兩
蓖蔴仁錢　川烏錢　生地兩　蓬朮兩
三稜兩　五靈脂兩　羌活錢　草烏錢
紅花兩　桃仁兩　赤芍錢　烏藥錢
山甲錢　官桂錢　蘇木錢　申姜兩
蒲黃錢　吳蚣二條　角針錢　防風錢
丹皮五　秦艽錢　血餘一團　荊芥錢

麻油二斤　小青油二斤
浸油如常法煎枯去渣下丹收
加細末藥
净乳香　射香　松香各
净没藥　檳白
乾坤一氣膏　劑　賽嗽跌打暖臍
肉桂　三稜　生地　蓬术
丸地　川斷　山甲　江子肉

白附子　赤芍　白芷　木鱉
白芍　当歸　五灵脂　元參各一兩
草麻仁一兩　阿魏二兩溶下　淨乳香一兩溶下　淨沒藥一兩半溶下
射〻六二半溶下　麻油五斤將各藥浸春三夏五秋
七冬十

上海萬應寶珍膏

人指甲一兩　狗脊半　甘松二兩　赤芍三兩
地鱉虫二兩　象皮一兩　苦參一兩　白芷一兩

火麻仁一两　鹿茸二对　百部二两　赤芍

叉鸡根草乾一两　川断一两　兔骨一两　白芷

乾咸仙根一两　蕲蛇一两　三棱二两　苍术二两

五茄皮一两　川乌一两　牛膝二两　五茄皮一两

山甲一两　甘草二两　蝉衣一两　红花一两

青皮一两　白术一两　木瓜二两　南星二两

海藻一两　元参二两　防风二两　丹参二两

五灵脂一两　泽兰二两　葱白二斤　川芎二两

地龍二分 吴茰二分 巴戟肉二分 白芨一分
木鱉二分 胎髮五分 獨活二分 靈仙五分
五倍子五分 蒔蘿一分 只壳一分 鮮商陸五分
大黃分 地榆一分 補骨脂二分 烏藥一分
石菖蒲二分 鼠矢二分 白斂一分 劉寄奴五分
海風藤二分 柴胡二分 巴豆二分 生地分
木防已七分 當歸五分 草薢二分 片姜黃
羌活七分 昆布五分 連翹一分 桃仁七分

杜仲四分　麻黃去節廿分　荆芥三分　藁本六分

剤楊花六分　桂枝四分　蘇葉六分　大風子肉四分

茵陳一分　廣皮一分　半夏六分　秦艽六分

芙蓉叶六分　紅豆蔻六分　牙皂六分　銀花六分

蜂房一分　肉桂十分　蓮朮六分　杏仁一分

川柏一分　蛇殼一分　北辛四分　白蘚皮一分

川附子八只　木通六分　全蠍一分　骨碎補廿分

生首烏一分　草烏四分　吳松一分　白夕利一分

丹皮一錢　元胡索二錢　只殼一錢　蘇木一錢
鬱秦一錢　白芥子一錢　鮮商陸二錢　香附一錢
仙茅一錢　韮菜三斤
蓽澄茄一錢　榆桃柳桑槐枝各七寸將各
枝絞藥汁用指長四十九節同煎
細末藥中
淨乳香二錢　龍骨一錢　三奈二錢　人參八分
淨沒藥二錢　射香六分　陳棕八分　良薑二錢

血竭錢 樟冰錢 木鱉六錢 丁香六錢
合油錢 肉桂錢
麻油壹百念八兩及綿十口元緯丹五六
十斤收煎均六鍋

○消痰皂莢化堅膏
皂莢錢 白芷錢 升麻錢 秦艽錢
麻油五斤
右藥煎枯去渣熬至滴水成珠加緯丹

三十兩收膏再下細末藥攪匀

淨乳香 南星 半夏 淨没藥五錢各

為末極細

汪益美消痞狗皮膏 伊家店彭胡吉愚傳

大川附子八只 白鳳仙根一兩 黑山梔八錢 木通五錢

丹皮三錢 白朮五錢 大黃八錢 殭蠶五錢

柴胡三錢 川楝子三錢 蜂房五錢 元參三錢

又雞根草一兩 蛇殼三錢 甘松一兩 姜黃三錢

黄防風六分　苦参一分　澤蘭二分　地鱉虫三分
川芎二分　生地三分　銀花六分　防已六分
木鱉二分　牛膝二分　紅梔仁六分　人脂甲六分
白夕利一分　白芥子二分　艸烏六分　地龍二分
木通二分　元胡索八分　北辛八分　杏仁一分
草麻子六分　象皮一分　白蘇皮一分　芫花二分
青皮一分　牙皂二分　川斷八分　狗脊八分
川柏一分　吴茰二分　連翹一分　半夏二分

枳殼二錢　昆布五分　生首烏錢　丹參三錢
全蠍二錢　香附錢　川烏五分　桂皮八分
白芨錢　五加皮五分　山甲錢半　大風子五分
蘇木錢　羌活五分　烏藥錢　頭髮八分
海藻五分　虎骨錢　地榆錢　當歸五分
木瓜錢　紅花五分　鮮商陸五分　南星錢
蘄蛇五分　劉寄奴五分　紅豆蔻錢　麻黃二錢
白芷錢　瑣陽錢　山稜錢　大胡麻錢

蟬衣 一匁　藁本 二匁　茵陳 一匁　仙茅 二匁
甘草 二匁　杜仲 五匁　閙楊花 三匁　瓶明天 二匁
五倍 五匁　蓽澄茄 二匁　赤芍 三匁　五靈脂 五匁
秦艽 六匁　白斂 一匁　蒼朮 三匁　威靈仙 二匁
破故紙 二匁　石菖蒲 二匁　獨活 三匁　百部 三匁
廣皮 一匁　海風藤 二匁　蘇葉 二匁　蓬朮 二匁
江子肉 三匁　川萆薢 二匁　吳蚣 二匁　巴戟肉 二匁
荆芥 二匁　骨碎補 五匁

外加老生姜廿八兩 葱卅兩 蘇合油一斤

阿魏四十斤 麻油一百廿斤 雖苹根十六分

桑榆桃柳槐枝

再加細末藥

肉桂一分 洋樟廿四兩 邉碣一分 良姜一分

丁香一分 淨沒藥廿四兩 山奈一分 射六分

龍骨一分 蓽撥一分 乳香廿四兩

麻油浸煎枯去渣入緯丹候好再入細末

藥攬匂

大悲膏 廣益

肉桂一兩 膏肉取入 甘遂二分 大黄分 桃仁半 研

川朴八分 香附半 獨活半 白芷八分

川烏分 木鼈 研分 蛻売半 羌活八分

草烏分 生地分 川連半 元參半

莪朮分 蜈蚣 中 十条 防風半 檳榔半

皂角一 北辛半 五倍子半 芫花半

大戟半 草麻仁研一兩 巴豆半 山甲斤半
杏仁半 當歸半 全蝎半 花粉半
川柏半
切斤麻油六觔浸五日煎去渣加入
飛密陀僧兩 飛丹二斤四兩 熬好攪勻 孕婦忌見
又一方加三稜 桃仁 生地

硃砂膏
陳番米東陽 治痰去核
珠子五 冰片五 辰砂一兩 川貝一兩
麝香三 草麻油半 浸藥一兩 乳香一兩

樟冰分　海浮石打分
入各末藥搥成膏切經火青布攤貼

綠雲膏。治瘰核神效馬雨泉肛癰亦效
天南星研半　蓖麻油半　海藻炙研半
淨乳香分　杏仁研半　昆布半
淨沒藥分　嫩松香葱汁煮兩　糠青研分
搥成膏切經火烘青布攤貼

清涼膏　流碧白　治一切外瘍
當歸分　白芨分　白歛分　馬前子分

商陸分　獨活分　生軍分　男髮分
赤芍分　白芷分　羌活分
麻油十二斤　緋丹十五兩　收膏
丁香琥珀膏。劉景黃　治風濕
丁香打末　大風子分　全蝎半　北細辛半
地丁草半　蛇殼分　蛇床子分　蓖麻子半
細生地分　川芎半　歸身半　豨薟草半
白芨半　苦參分　土槿皮分　白芷半

蜈蚣半　川柏半　角針半　白蘚皮半

白芨半　蟬衣五

麻油三斤浸七日煎枯加黄占八兩

收之

三奇膏

川荊皮　香白芷　石菖蒲　川獨活

赤芍各五　川連　大黃　川柏

金銀花　花粉　連翹　苦參

川貝母　牛蒡　甲片　防風

海風藤　羌活　柴胡　白附子

細辛　麻黃　萆蔴子　荊芥

白芨　白歛　天麻　防己

千金子　草烏　良姜　紅花
當歸　姜蚕　蘇木　半夏
鱉甲　血餘用肥皂水洗淨　土黃芪
桃仁　牙皂　大戟　牛膝
烏藥　巴豆去殼　全蝎　蝟皮
甘草　黃芩　廣藿香或葉　蛇退一条要全
蜈蚣三条
右藥五十味各切碎用香麻油二百兩入

大鍋內浸七日夜再入桃柳桑槐枝各二十一段
每段寸許熳火熬至藥色黑枯以細絹或絲
綿濾去渣再入鍋內以文武火熬至油滴水
成珠大約淨油得一百六十兩離火加入當歸
炒透緯丹八十兩一手執槐木棍一手下丹
不住手攪勻膏成再入預製研細末藥
淨乳香　淨沒藥　血竭　明雄黃水飛
四味各五錢研極細末攪入油內攪勻再入

後十味香珍

沉香 檀香 降香 以上三味用磋刀磋細晒乾研極細末

麝香 研極細末 楓香 即芸香要潔白

珍珠 豆腐中煮研極細 楓香 細末

上肉桂 以上八味各半 血竭 另研極細末無為度

氷片 半

以上十味研和勻徐徐添入油内攪勻再入潮腦五

錢成膏修合時敬礼懺典更為功無量

熊虎益筋膏 吳廣益方

全熊膏一付 木通 川芎 牛膝
草烏 嫩鹿茸一对 赤芍 当歸
苦參 前胡 白术 全虎骨一付
紅花 秦艽 蒼术 陳皮
半夏 細生地一斤 桃仁 升麻
猪苓 獨活 杜仲 白杏仁
香附 遠志 藁本 麻黄

澤瀉　甘草節　首烏
知母　銀花　只殼　白蒺藜
白芷　南星　羌活　荊芥
青皮　青風藤　川柏　霍香
烏藥　元參　益母草　大風子肉一兩半
淡芩兩　秦艽兩　天麻兩　防風兩
北細辛一兩半　白芨一兩半　柴胡兩　地榆兩
芫花　大黃兩　五倍一兩半　露蜂房一兩半

山梔 匁　川連 匁　連翹 匁　靈仙 匁
巴豆霜 二匁半　千年健 二匁半　川斷 匁　良姜 匁
白歛 匁　戰艾 匁　五加皮 匁　地龍 二匁半
桔梗 匁　薄荷 匁　象貝 匁　兩頭尖 匁
全蠍 二匁半　白鮮皮 匁　殭蚕 二匁半　蒼朮 別一斤
血餘 八分　葱鬚 八分　乾蟾 十四个　車前子 八分
鮮羊蹄竹根 十二匁　獨頭蒜 廿四个　象皮 二匁半　蜈蚣 四十九条
柳葉　馬齒莧 八分　鑽地風 二匁半　山甲 二匁半

桃葉 槐葉 榆葉 蒼耳子兩
杏枝 柏枝 楮枝 椿枝 各七寸長七寸
將藥入麻油浸春五夏三秋七冬十慢火熬
枯去渣每斤下丹七兩五錢取膏木棍不住
手攪候冷後下後細藥
芸香 冰片兩 龍骨 射香兩
潮腦 官桂 沒藥 木香
血竭 乳香 雄黃 海螵蛸各二兩

為細末攪勻

內府全料金不換膏 劉東溏

蒼耳仁七个 蜈蚣廿條 青皮半 白芨半

桑皮半 川芎半 山藥半 牛膝半

豬苓半 大黃半 柴胡半 麻黃半

川斷半 木通半 姜蠶半 獨活半

黑危半 銀花半 熟地半 生地半

川烏半 澤瀉半 兩頭尖半 亂髮一兩

白芷半　赤芍半　陳皮半　升麻半
石菖蒲半　首烏半　白朮半　五加皮半
地榆半　甘草半　川烏半　苦參半
元參半　芫花半　烏藥半　前胡半
只殼半　淡芩半　白蘚皮半　茵陳半
木別半　青風藤半　巴豆半　羌活半
益母草半　桔梗半　香附半　良姜半
川柏半　知母半　杏仁半　威靈仙半

藁本半　薄荷半　天麻半　北辛半
防風半　五倍半　半夏半　荊芥半
山甲半　南星半　桃仁半　杜仲半
地骨皮半　當歸半　遠志半　連翹半
蒼朮半　大風子半　淨乳香一兩半　淨沒藥半
桑楝楮槐桃柳五寸長切卌印　共七十六味
先將八十味浸入麻油十二斤內數日煎枯去
渣熬至滴水成珠復秤每油十斤入飛丹五

疔收好再加乳没攪勻隔水浸出火毒内傷

換圍貼之如收口再加

淨没藥三錢 血竭三錢 螵蛸三錢 赤脂三錢

潮腦三錢 煅龍骨三錢 淨乳香三錢 冰片一錢

黄丹三錢 輕粉三錢

為末擦膏上凡治瘡立可止痛生肌

陳静思方

生軍二兩 白芷二兩 當歸二兩 川芎二兩

一〇六

川柏 一两 白芨 五钱 川連 一两 黄芪 一两
淡芩 一两 銀花 一两 蒼朮 五钱 白斂 五钱
山梔 一两 連翹 一两 防風 一两 木别 廿粒
龜版 一个 蜂房 一个 荊芥 一两 官桂 三
上蘆薈 三 乾蟾 一个 吴蚣 十条 全蠍 十条
苦參 五钱 元參 五钱 生地 五钱 白薇 五钱
花粉 五钱 烏梢蛇 一两 羌活 五钱 獨活 五钱
芸朮 五钱 天麻 五钱 白芍 五钱 白花蛇 一两

蒼耳子五分半 升麻五分 地骨皮五分 杏仁半

姜蚕半 桑白皮五分 管仲五分 良姜五分

丹皮五分 射香五分 乳香五分 净没药五分

桃仁半 角針半 霍香五分 輕粉半

血竭半 五灵脂半 甘草半 雄黄半

枯礬半 辰砂三分 沉香三分 雲母石三分

山甲廿片 片腦三分 白丁香三分 木香三分

青黛三分 百草霜三分 陳石灰三分 陀僧另下

兒茶末　蛇含石另研水飛末　麻油　緯丹

先將油浸七日煎枯去渣濾清再熬用桑棍

不住手攪候滴水成珠然後入蕓香乳沒輕

輕粉血竭雄黃辰沉香雲母石白丁香木

香百草霜蛇含石兒茶等末攪勻離火

入射𠄌六

京都湯泉膏

大熟地末　天冬末　川斷末　甘草末

大生地半　黄耆半　肉蓯蓉半　附子半
木別子　遠志　虎脛骨　牛膝
紫梢花　男髪　穀精艸　麻油
菟絲子　海馬　木香　蛇床子
倭硫黄　雄黄　赤石脂　母丁香
龍骨　陽起石　肉桂　淨乳香
淨没薬
為末入膏

西竺萬應膏 印炳石得之外夷

大風子半斤 牛蒡半斤 番別半斤 蒼耳半斤

獨活三兩 川柏三兩 草麻半斤 歸身半斤

土苓半斤 羌活三兩 花粉三兩 川烏三兩

破故紙三兩 半夏三兩 杜仲三兩 角針三兩

紅花三兩 甘草節五錢 蛇床子半斤 山甲三兩

南星三兩 歸尾五錢 陳皮五錢 草烏半斤

桑寄生三兩 防風三兩 白芍三兩 白芨三兩

桑寄生三錢　防風三錢　白棟皮三錢　姜汁一碗
白芷五錢　蜂房一个　葱汁一碗　乱髮一兩
麻油五斤　鉛丹二斤
以上浸油内三五日煎久愈妙速油煎〻至枯
去渣至滴水成珠入丹加入後末子药
白豆蔻五錢　淨乳香三錢　淨乳药五錢　冰片五錢
木香三錢　射香六錢　丁香三錢　三奈五錢
雄黄三錢　附子五錢　合油一兩　阿魏三錢

交桂 主

損勻妙鉢內治內傷筋骨不舒氣血凝滯寒

湛壽庇 百發百中

萬靈膏 秦克明 跌打損傷

川烏 三錢 蜂房 三錢 草烏 三錢 乾姜 三錢

附子 三錢 烏藥 一兩 南星 三錢 官桂 三錢

良姜 三錢 蛇殼 三錢 桃仁 三錢 天麻子 一兩

延胡索 一兩 血餘 錢 地鱉虫 一兩 當歸 錢

半夏兩　頭髮垢一斤　治利加粟殼二兩
牙皂兩　虎骨兩半　急性子二兩　烏梅二兩
五倍二兩　土大黄二兩　姜葱汁各十兩
麻油十斤　猪油三斤
照常法煎用飛丹炒紫色收用陀僧二兩
韶粉俱好隨宜而用下細葯
淨乳香兩　龍骨兩　大黄半　射香半
淨沒葯兩　赤脂兩　阿魏半　胡椒半

血竭分

研極細末篩細俟冷定方入細末藥

碧天膏魚 補元陽壯筋骨潤肌治下元虛冷勞傷

半身不遂疝〻氣腰脚痠疼〻時常始〻下男

女皆可

川萆薢半 遠志半 杜仲半 蓯蓉半

破故紙半 虎骨炙半 甘草半 杞子半

天冬半 生地半 川楝去核半 木鱉去殼半

蛇床子半 鹿茸半 官桂半 菟絲子半
大附子半 白杏仁半 川斷半 熟地半
牛膝半 肉豆蔻半 穀精草半 巴戟半
香油一斤八兩同煎至黑色去渣入後細藥末
黃丹又四兩炒 雄黃 龍骨 赤石脂
硫黃水煎三滾再下沉者半 射香 木香 淨沒藥 乳香
杜中蟾酥 陽起石 母丁香 阿魏
亞斤各五

為細末再煎至滴水成珠入黃占半成膏紅緞
子攤貼腰丹田臍腹重者六十日方换黄占
入羊角內泥包煅以白烟盡為度
追風逐濕膏刻 筋攣寒濕流注 陽湯燉攤
豨薟草二兩 羌活一兩 北辛一兩 麻黄二兩
川烏二兩 蔥汁二碗 生軍一兩 蒼朮一兩
全當歸一兩 草麻肉三兩 白芷一兩 清油斤
浸一宿照常法俟滴水成珠入松香一斤兩

再下淨乳香每木香每胡椒每輕粉每白

芥子每攪勻

○化痞膏魚　先用皮硝三兩滾水消化洗患處擦極

乾然後貼膏

水紅花子錢　莪朮錢　生地錢　甘遂錢

歸尾錢　紅花錢　番木鱉錢　大黃錢

三稜錢　兩頭尖錢　赤芍錢　川柏錢

山甲錢　官桂錢　桃仁錢　甘草錢

俱用生者切片

麻油二斤浸藥春七夏五秋十冬十二日方可

煎之去渣濾淨入後末藥

淨乳香半　淨沒藥半　月石半　上蘆薈半

硇砂五如無以腦子代之　兒茶半　辰砂三　冰片五

射香三　胡腦半　雄黃半　血竭五

牛黃五　河魏五半　天竺黃五　杜蘇五

輕粉五

共為細末下藥時不可対鑵口恐其傷目封口埋土中愈久愈好其膏每張牙病者愈後去膏至深者三張重湯燉化攤貼不可見火

萬應跌打損傷膏

大黄　白芷　透骨草　肉桂
猴姜　醒頭草　川芎　當歸
川斷　劉寄奴　參三七　蘇木
細生地　元參心　旱蓮草　桃仁

紅花　威靈仙　牛膝　羌活

蒼耳子　五加皮各半　緯丹一斤分　麻油三斤

英雄膏　消痞散癔疽折傷跌打損傷血

瘀瘰癧立愈

天雄一只　蒲公英半　南星半　歸尾半

青木香半　草烏半　烏藥半　白芷半

羌活半　青皮半　兩頭尖半　元參半

蒼朮半　三稜半　大黃兩　肉桂半

肉蓯蓉半　蒼朮半　山甲半　威靈仙半
巴豆半　草麻子半　急性子半　蛇床子半
赤芍半　血條半　瑣陽半　乾漆半
川烏半　辛夷半　川芎半　牙皂半
檳榔半　元胡索半　吴茱萸半　老鴨眼睛草两
桃柳槐枝各七寸　麻油二斤八两　緯丹两
照常法煎成膏加入細末藥
樟冰　血竭　射香　淨沒藥

淨乳香

女貼痞塊加阿魏 番硇 巴豆霜

內府參茸卷元膏 天祿

麻油二斤 甘草一兩

同煎枯去渣加入後藥

生地半 麥冬半 遠志半 穀精草半

鹿茸半 牛膝半 木別半 製附子半

蛇床子半 川斷半 熟地半 肉桂半

肉蓯蓉半　紫霄花半　兎絲子半　鹿骨半

煮枯去渣漂清丹收再入沒药各为细末攪入

龍骨半　木香三　鴉片三　倭硫黄半

松香一兩　高麗參半　丁香三　黄占一兩

赤石脂半　陽起石半　杜仲三　浄沒药三

浄乳香三　射上上六錢　勿見火隔水燉烊攙用

如意寶珍丹　如普畫

大黄　川烏　紅花　白芷

川斷 川附子 當歸 烏藥
秦艽 狗脊 木防己 川芎
山甲 紫蘇木 獨活 次丁
桂枝 桑枝 木瓜 赤芍
甘草 威靈仙 白芥子 荊芥
羌活 防風 三稜 蓬朮
麻黃各等
陳麻油十斤浸七日熬膏去渣鉛粉緯

丹收丹下細末藥

排草　廣茸　大茴　良姜

三奈各一錢　甘松　北辛　木香各一錢

官桂　辛夷各五分　淨乳香一錢　淨沒藥一錢

射香 一錢半

各為細末後下　若加肉桂末丹　丁香末丹

合油丹　更妙

萬應膏　損庵　萬病皆治其效如神

梹榔三分　良姜三分　肉桂三分　只殼三分麸炒
貝母三分　吉梗三分　生地三分　米仁三分
桑枝三分　川芎三分　黑附子三分　防風三分
川牛膝三分　馬兜鈴三分　丁香三分　此果仁三分
製川朴三分　黑丑三分　淡芩三分　朴硝三分
花粉三分　骨碎補三分　狼毒三分　郁李仁三分
白芨三分　元參三分　廣木香三分　白豆蔻三分
木耗葉三分　川斷三分　白朮三分　夜合花三分

浄没薬 三分　麦冬 三分　川芎 三分　茴香 三分
番鼈 三分　牙硝 三分　訶子 三分　黄丹 三分
畢澄茄 三分　芫花 三分　丁香皮 三分　木瓜 三分
木通 三分　白芷 三分　石羔末 三分　全蠍 三分 去毒
乾姜 三分　○元参 ○射香 研 三分　黄芪 三分　大腹皮 三分
人参 三分 另碎　川断 ○烏薬芽　白斂 三分　硫黄 三分
藿香 三分　帰身 三分　補骨脂 三分　蝉衣 三分
血竭 三分 研　浄乳香 三分　麻黄 三分　辰砂 三分

阿魏研一錢　片腦一錢　雲苓二錢　兒髮七歲内者炒二錢
甘草三錢　五味一錢　光烏三錢　羌活二錢
犀角一錢　白附子三錢　連翹三錢　熟地三錢
前胡三錢　香附末一錢　煨蓬术二錢　北辛一錢
扁豆一錢　獨活三錢　青皮一錢　柴胡三錢
吳茱萸三錢　竹茹三錢　交桂一錢　龍膽草三錢
南星三錢　自然銅火煆醋淬三次　升麻一錢　只實三錢
骨皮三錢　芸面外　光粉研一錢　砂仁三錢

元胡索三錢　甘草三錢　雄黄二錢半　藁本煨三錢
赤芍一兩　三稜三錢　五棓一兩　遠志二錢半
瀝青卅斤　川椒汪浸炒乾三錢　硝石一兩　側柏葉一兩
紫荊皮一兩　獨活三錢　陳皮一兩　蒼朮米泔水浸切片晒干用三兩
松柏槐柳桃枝每枝條七根長四寸半　麻油一斤
煎滚入五枝候枯去渣入黄占桃枝不住手
攪匀候黑色入芸兩次入瀝青溶化濾去
再入冰片成膏

仙姑膏 跌打寃杯專接骨七日愈 先將鉛粉入鍋

炒至黃紅色再入雲仙即轉黑色而濕炒去

成膏為度 始瓶用時以姜汁調攤紙上貼

患處一日夜揭起如未全愈再換新膏即

愈傷骨血不止白金散敷之膏貼

痞塊膏 亦治跌打損傷

當歸 赤芍 肉桂 巴豆

川芎 兩頭尖 草烏 血餘

山甲　鳳仙子　萆薢　角針
桃仁　紅花　牛膝　白芷
大黄　胡連　元参　柳条七寸
破故紙　蘇木　羌活　蒼术
川栯　辛夷　肉荳蔻　蛇床
獨活　甘草　生地　蓬术
呉萸　桃枝七寸　川烏
若用附子去川烏草烏入麻油四兩煎好臨

用加入細末藥攤貼

淨沒藥三錢 雄黃三錢 番硇錢半 血竭三錢

淨乳香三錢 阿魏錢半 射香一分 冰片一分

大塈黃三錢 樟冰二錢

俱為細末入磁罐內臨用以五六分入膏內攪

勻先以姜擦貼之半月一換新病用一个舊

病兩个

萬應柳露膏 孫元

川烏八斤　木鱉五兩　白芷八斤　麻黃八斤
皂角八斤　草麻子六兩　只殼八斤　全蠍半斤
元參七斤　花粉半斤　香附半斤　芫花七斤
草烏五兩　蛻殼半斤　川連半斤　生地五兩
防風半斤　南桂八斤　獨活半斤　吳蚣十條
白杏仁半斤研　三棱五兩　大黃六兩　歸身五兩半
羌活八斤　山甲半斤　川柏八斤　檳榔半斤
大戟八斤　北辛半斤　莪述五兩　巴豆八斤

桃仁半五倍子並以柏半甘遂每
麻油六斤入藥浸晝夜去滓至滴水成
珠加陀僧每飛過黃丹二斤每熬至不
老不嫩放地下三日隨病攤貼即愈藥引

開後

一偏正頭風左患貼左右患亦然正貼印堂
蔥捲條子塞鼻唅咽甘草湯
一諸般腹胃口痛痃癖貼痛處飲甘草湯

一中風癱瘓左灸左右亦然餘甘草湯如
痰壅不省人事清湯下其痰立下如牙閉
緊閉用箸撬開灌送或再作條搐鼻
中大有回生之功
一勞瘵痰嗽灸俠脊尾閭穴臍上飲甘草
湯七日勞虫盡死致痰灸之前後心俞服清
痰降火補劑以膏肓攻痛不補者勿灸
一臌脹氣臌血臌水臌灸臍下丹田勿飲甘草湯

一大小便閉結脹上飲甘草湯兪通如数日不通危極作丸服用葱汁甘草汁數匀服甘草湯

一諸般癃結脹上飲甘草湯如發四五次者作丸早晨服飲退注幾杯即止匀飲甘艸湯

一系禪痢疾結胃口脹上如四五日不愈紅痢用桂元核七枚打碎白痢用荔支核七枚赤白用荔支桂元核各打碎煎湯送

丸勿飲甘草湯

一赤白帯下貼臍上飲甘草湯

一難産逆生胞衣不下作丸其汁送之産ゝ門

小煎甘草湯洗勿飲

一経閉貼臍下飲甘草湯病久作丸服小腹

痛甘草末調敷葱汁調勿飲甘草湯

一小兒驚風目翻上氣喘痰壅作條子塞

鼻并貼臍上危極之作丸服勿飲甘草湯

一小兒諸瘡貼臍上飲甘草湯口瘡貼牙床
勿飲甘草湯
一血塊瘡貼臍上并貼瘡上飲甘草湯壯
健人或作丸日服便泄矣
一外科及癰疔内服外貼勿飲甘草湯
背疽及瘡俱貼患處日飲甘草湯或作
丸服兼貼肺俞穴勿飲甘草湯
一廉瘡脚氣針孔反貼上蓋以紙待定

每日洗換即愈

一腸風下血遺瀉粘臍上飲甘草湯

一吐血鼻紅粘两足陽△心飲甘草湯

一跌打損傷閃挫粘患處飲甘草湯

此方屢試屢驗亦作丸服豆大七粒滾水下忌穢污婦人雞犬生人沖破之類

又懷孕未滿月者忌服

參茸萬應膏

紅花　桃仁　生地　川烏
烏藥　荊芥　赤芍　三稜
蓬朮　草烏　劉寄奴　羌活
白芷　當歸　白附子　靈仙
木瓜　川斷　申姜　甘草
大黃　防己　防風　麻黃各一兩
麻油十六斤浸透去渣入丹六斤收膏入後藥
射香半 另研　官桂一兩　辛夷一兩　大茴一兩

肉桂二兩研　合香一兩　馬辛草一兩　廣芋二兩

丁香二兩　小茴二兩　桂枝一兩　淨乳香十六兩

甘松二兩　北辛二兩　良姜二兩　木香二兩另研

排草二兩　淨沒藥一斤

以爲細末入膏內

五本內有三柰　洋草五兩

損傷膏　跌打損傷筋骨瘀勞傷折骱又名

接骨膏

當歸　防風　蛇殼一条　川芎
黄芩　吴蚣五条　赤芍　羌活
紅花　連翹　荊芥　川柏
白芷　杜仲　大黄　油松節
管仲　龜板　川烏　山甲
角針　殭蚕　陳麻油五斤　獨活
吉梗半　蟬衣五分　草烏分
浸藥煎好入炒丹收加入後藥

淨乳香半淨没藥半樟氷五分杜硃三分

四味為末入膏攪匀每張重三錢再加射六

三分研細摻膏上更妙

神仙金不換萬應膏

川芎　陳皮　白芷　生地

黄芩　只殼　熟地　當歸

蒼术　白术　川栢　甘草

大黄　川連　黒梔　艸烏

青皮 烏藥 香附 川烏

桑皮 白斂 柴胡 大風子

北辛 貝母 蒼耳子 杏仁

元參 赤芍 薄荷 桔梗

桃仁 五棓子 豬苓 澤瀉

天麻 南星 半夏 藁本

升麻 五加皮 地榆 首烏

荆芥 茺蔚子 羌活 青風藤

獨活　苦參　姜蚕　木通
川斷　良姜　茵陳　麻黃
兩頭尖　前胡　巴豆　防風
紅花　山藥　白蘚皮　牛膝
靈仙　連翹　杜仲　吳蚣廿條
芫花　山甲　知母　遠志
桃柳槐楝桑楮榆枝各三十寸
以上七十二味各半用麻油浸之十二斤浸藥煎枯

去渣秤油十斤加黃丹五斤熬至滴水成珠入乳

沒細藥攪勻

淨乳香半 樟冰半 血竭半 輕粉半

淨沒藥半 射香二下 兒茶半 螵蛸半

冰片二下 煅龍骨半 赤石脂半

為細末攪勻攤用不必用火薰重冰射多

尤妙

一勞傷筋骨腰腳痠軟貼膏肓穴腎俞三里穴

一痰喘氣急咳嗽炶肺俞華蓋膻中穴

一癱瘓手足麻木炶两肩两曲池穴

一遺泄帶下女人經不調血崩炶两関之穴

一赤白痢炶丹田穴

一瘧疾炶臂男左女右

一腰痛炶命门穴

一走氣炶两章门穴

一寒湿脚氣炶两三里穴

一疝氣灸中脘穴

一癘瘰瘭癧瘍梅結毒及一切無名腫毒

痞塊初起跌打損傷不必尋穴即灸患處

固本養元膏　疝氣陽痿腰腿痛

生地 酒洗　熟地 酒洗　蓯蓉 酒洗　遠志肉兩

菟絲子兩 酒洗　麥冬兩　杜仲兩 鹽炒　穀精草兩

鹿茸兩　川斷兩　県精花兩　木别仁兩

附子兩　虎骨兩　蛇床兩

麻油一斤四両浸一宿熬入甘草取熬膏煮松

香母飛丹每收之入下細研

次下 青花半 肉桂末半 龍骨末半 倭硫黄半

赤石脂半

又次下 淨乳香半 沈香末半 杜蘇半 雅停

再次下 黄占半

煎好入水中浸三四日每用半紅絹攤貼

一日再換

阿魏百雪膏　療氣塞濕停滞肌膚經絡隨道

或痞塊或痳塞為痛药石難效者

當歸各兩　防風各兩　肉桂各兩　木鼈仁四十九粒

川芎各兩　白芷各兩　草麻仁四百粒　巴豆仁四十九粒

山甲七十八片　槐柳枝各四十寸　麻油二斤四兩

浸足日期熬枯去渣再煎汁淨油二斤次第

下後細药以飛丹廿一斤漸々入冷後入

阿魏各兩　用葱汁投化攪勻再加後药

淨乳香两 血竭两 肉桂半 附子半
淨沒藥两 射六分
研極細末漸〻攪匀收貯磁罐內封固取用
用過後仍封好亢用先以水姜擦用方貼

克堅膏

木別 甘草 當歸 麻油一斤
川烏 甘遂 山甲各两
熬枯去渣用慢火次下黃丹各两滴水成珠離

火加入細末藥
番硇ゝ半 射ゝ六分 上荼半 阿魏半
皮硝半 水紅花子半 月石半
為末入内攪匀攤貼 先以皮硝洗肌方貼
麻處ゝ三日後覺肚内疼四五日發痒甚
有膿血ノ物是其驗之

内傷膏 内傷腰足疼 兼ノ流注鶴膝風ゝ痺
濕熱流經

毛角二兩 申姜二兩 烏藥二兩 秦艽二兩

商陸二兩 紅花二兩 全歸五兩 老鸛草二兩

虎骨三兩酥炙 木瓜二兩 雞卿草二兩 官桂二兩

麻油十斤浸藥廿日煎枯去渣瀝清離火

入飛丹六斤收成膏再入

肉桂二兩 淨乳香二兩 淨沒藥二兩 射六

攪勻紅布攤貼或用青布

虎鹿膏 治新旧痞氣諸風流注痠痛壯年

虚而無嗣煖丹田保煖他處

歸身　白附子　川斷　赤芍

木鱉　白芷　生地　萆麻仁

山甲　三棱　巴豆　五靈脂

熟地　莪术　肉桂　肉豆蔻各五

鹿茸　元參　穀精珠　虎脛骨

麻油五斤浸春三夏五秋七冬十熬枯濾清

淨油一斤入炒丹十八兩槐枝攪勻取下河

麹二两 淨乳六 沒藥各壹两二錢 射干 磺 同藥共
收斂擁貼如神
內廷白玉膏
專治疔瘡瘰癧發背對口多年
臁瘡一切無名腫毒呼膿拔毒生肌收
口無不神妙
巴豆肉四兩 萆蔴子四兩 大蝦蟇一斤或以干者代之
活大鯽魚二尾極用忌用刀每重約十兩以上佳 要一雌一雄
鉛粉十二兩 研篩 淨乳香 箬淹入 土木鱉一雌一雄同光 為雄去油為末後下

先將麻油一斤另入鍋内傾入巴豆肉萆蔴仁
熬枯入蝦蟇鯽魚熬枯去渣將油濾清徐徐
篩入鉛粉用槐枝攪勻微火略熬鼓沸揩拭
有粘意即離火加乳香末鼈如太老加麻
油二三兩微火略熬再沸攪勻製此膏忌用
鐵器如貼臁瘡瘺先以苦參三兩用雄猪膽
一个洗拭于貼膏此方出自内廷紹興馮木
長得之屢有奇效

白玉膏 葦田 治一切瘡癤日久頑癬

萆蔴肉 十兩 鯽魚 五斤 巴豆肉 廿六兩

槐柳枝芽

麻油二十斤熬膏煉丹鉛粉收

○五毒白玉膏 劉壽塘夫子

活鯽魚 一斤 大蝦蟇 七只 射香半 吳松 条 十四

江〻肉 兩 大全蠍 廿斤 萆蔴肉 兩 杜酥 半 研

麻油 五斤 鉛粉 二斤半 收膏

京都楊梅竹斜街段家白玉鯽魚膏

專治無名腫毒一切瘡癤拔毒定痛奇驗

牛蹄甲五錢 山甲五錢 生南星五錢 地丁草五錢半

赤芍五錢 馬前子五錢 白芨五錢 雄猪蹄甲廿个

江子肉半 商陸五錢 大黃兩 全當歸五錢

大生地五錢 元參三五錢 合歡皮五錢半 羊角五錢

草蓖麻仁五錢去殼

十兩重鯽魚一條麻油三斤煎枯去渣滴

水成珠候温每油一斤下鉛粉八两收

白玉膏 一切瘡瘍日久頑瘡

白芷半 甘草半 北辛半 浄乳香半

三柰半 樟冰半 煆甘石半 五灵脂半

兒茶三钱 浄没药三钱 象皮三钱 氷片一钱

射香六分 帰尾三钱 白占三钱 鉛粉十两

麻油二斤

同芷艸五灵辛柰帰熬枯去渣濾清加白

占松、亦象皮再熬不住手攪自滴水成珠
加鉛粉候冷取出少停入甘石樟冰乳没兒
茶再入冰片射香攪匀待冷傾出火毒

白玉膏

草麻子兩 江子肉兩 蔥門一斤半 麻油一斤半
煎枯去渣濾清加入
松香一斤 煅甘石兩 鉛粉兩 收膏

白玉膏蔥莊

川烏一匁　艸烏一匁　番鼈一匁　山慈菇一匁
白芨一匁　白歛一匁　白芷一匁　巴豆一匁半
草麻肉一匁半　蜒蚰フ条　鯽魚一斤　麻油二斤半
桑楡槐柳枝煎枯去渣入
胡粉努　土貝一匁半　象皮半　淨乳香半
淨没薬半

白玉象皮膏　惠莊
象皮末　淨没薬末　血竭末　龍骨末

淨乳香三　甘石半　地黃兩　川栢兩
先將地栢二味同麻油煎枯濾清以上六味
共研細末麻油一斤漸粉六兩又入
松香兩　各藥收在內

白膏藥　一切無名毒瘡不收口
童便三黃煅碎甘石兩　水龍骨兩 數百年水中石灰船底者亦妙
淨沒藥半　冰片五　淨乳香半
川連半　射香五分　官粉兩

糝粉　黄占匁　白臘匁
共為細末用公猪油四兩熬油去渣入黄白
占溶化略冷入薬末攪匀成膏任用若硬加
香油

白玉鯽魚膏
土苓匁　土貝匁　白芷匁　象貝切匁
巴豆肉研匁　貝母仁研匁　歸尾匁　五靈脂匁

鰣魚二条每約斤 麻油三斤

同油煎好去渣再熬至滴水成珠再下細末藥

甘松两 三奈两 北辛两 松香两

白臘斤 淨乳香两

切片為末離火入鉛粉攪匀又煖甘石两再

用文火煨乱再入樟冰之再入冰射

白玉膏刘

甘草两 白芷两 當歸两 蒼朮两

以栢葉　麻油三斤

煎好去渣不可煎老候温入細藥

鉛粉兩半　爐甘石兩半　白占兩半　輕粉兩半

各研入〻前油内不必再熬

白玉膏　刘五本

江子肉　鯽魚　草麻仁　甘草末

麻油　水粉　蝦蟆

先下魚次下蝦蟆再入二仁

白玉膏魚臁瘡坐板瘡

淨乳香 珍珠 狗骨 血餘炭

甘石 川連 當歸 麻油

為末將煎玉滴水成珠入藥

又一方

江子肉十兩 鰣魚一斤一个 草麻仁十粒 蛤蟆五个呂合髮

麻油三斤 水粉四斤 淨乳香半

先下魚次下蛤蟆再入二仁

神效白玉膏 廉瘡
煆甘石四兩 冰片一錢 研片四兩
猪油去膜打膏
白玉神效拔毒生肌膏 治臁腿立效如神
白占四兩 制甘石二兩 杭粉四兩 藥珠四兩
猪油二兩
將末化入油占内夹紙膏内貼
濕毒白玉膏 刋

童便煅甘石斤 以柏葉 以連翹 淡芩葉

三味煎汁去渣焠煅甘石收入乾再煅白研細

麻油一斤熬成珠入猪油四兩白占二兩鉛粉

四兩收入冰片一錢甘石輕粉各五錢

生肌白玉膏

白芷兩 象皮兩 五倍兩 木香兩

共研末茶油一斤八兩當歸六兩浸三日

熬濾清下鉛粉十兩及猪油四兩黃占

壶瓶化煨火將粉煨丸再入末藥

樟冰一兩　血竭一兩　兒茶五錢　白臘一兩

乳香一兩　沒藥一兩　飛陳石灰一兩 猪胆汁浸晒干 和勻

白玉膏

白占一兩　龍骨三錢　三黃煅甘石一兩　鉛粉一兩

珠子三錢

猪油调塗油紙蓋扎好五日一換若了

茶洗

賽金膏 刘 癧瘡

緯丹匁 黄占匁 真油半

熬膏先以椒湯洗々拭干

黄連膏 劉 治肝火肥瘡胎癩白禿瘡涼

血潤肌一切瘋疤悠治之

川連匁 蛇床子匁 元參匁 白鮮皮匁

防風匁 赤芍匁 地膚子匁 亀板匁

蛇殻酒浸 浮萍匁 淡芩匁 丹皮匁

土大黄分 大風子肉分 木鼈分 細生地分
連翹分 海桐皮分 甘草分 川柏分
大黄分 麻黄分 扁柏分 當歸分
麻油四拾斤煎枯去渣入黄占一斤八兩溶化一料

沈啓白黄連膏
川連三錢 歸尾半 川柏三錢
細生地分 薑黄三錢 黄占分
麻油十二兩先下藥後下占以柳枝不住手攪之

千搥膏

千搥膏

松香一兩　淨沒藥一錢　杏仁四十粒

淨乳香一錢　桃仁四十粒　蓖麻肉一兩

為末桃杏麻仁打膏攤貼

劉千搥膏

土木鱉肉五枚　白杏仁五

打千下

萬應千搥膏法 瘡疽

白杏仁 七十粒 楓子肉 去皮 七十粒 土別肉 去皮 五十粒

千金子肉 百粒 桃仁 去皮尖 七十粒

萆麻子 百粒 先打爛入後藥拌匀 以上藥

要白淨油者不用

西黄半 西珀末 分半 銀硃半 乳香 六分

珠子 五分 雄黄半 辰砂半 沒藥 五分

瀝青 一斤 銅綠半 兒茶 五分 鬱松香 六分

酌用蓖麻仁打膏忌火

神異膏魚 廉瘡馬蛇窠并一切風濕瘡

銀硃 銅綠 蓖麻仁 松香

打成膏

千搥膏 廉瘡

嫩松香一兩 銅綠二錢 枯凡四錢 樟冰三錢

打時搥上抹桐油少許一氣打成

千搥膏魚

乳香两半 沒藥两半 松香两 草麻肉两

銅綠半

打千下攤用

風痰膏 痰核

草麻肉半 南星半 半夏半 乳香半

沒藥半 銀硃七分半 葱汁製松香两

打膏看老嫩將草麻增減

消痰接陽膏 養恬 治附骨流痰

大附子另　蛇床子两　熟地两　淡蓯蓉两
鹿茸两　香油另一斤　遠志两　川断两
兔絲子两　甘草两　虎脛骨两酥炙　肉豆蔻煨两
牛膝两　生地两　紫梢花半　天冬两
川楝子肉两　穀精草两　杏仁两
以上药入油内煎枯去渣下樟丹八两松香
四两柳枝不住手攪匀再下細末药
雄黄钱　硫黄钱　赤石脂钱　龍骨钱
再拂又下

松香　黄占米　肉芙蓉末　龍骨

没藥　杜酥　木香　母丁香

陽起石煆各二錢

將膏收貯磁瓶封口入水五日去火氣紅絹

攤貼重七錢六十日方換其效如神

青囊奇秘

青囊奇秘

該書爲佚名氏所纂醫方書，以收録成藥方（共一百四十一首）爲主要特點。崔于光手録本，據此抄本的内容及不避清諱，推測其爲民國初抄本。

形制

索書號一四三一一〇。存一册，不分卷。書高二十三點八釐米，寬十四釐米。每半葉七行，行二十四字，雙行小字同。無邊框行格。行楷精抄。

封面無書名。書首無序跋，僅出『青囊奇秘目録』，共出方名一百四十一個。目録標題下有三方陽文朱印：『婁東崔氏珍藏』『崔郎』『金華朱顔珍藏』。正文卷首題署爲『青囊奇秘／婁東崔于光録』。其下四方陽文朱印：『倚雲道人』『崔光祖』『金華朱顔珍藏』『北京圖書館藏』。書末有三方陽文朱印：『倚雲道人』『崔子』『北京圖書館藏』。

内容提要

該書責任人署名『婁東崔于光録』，但究竟是抄録，還是輯録，由於無任何文字記載，難以遽定。婁東即今江蘇太倉市。崔于光生平不詳。該抄本的印記有『崔郎』『崔子』『婁東崔氏珍藏』，故此書的收藏者與手録者應該是同一人。根據此抄本中不避清諱（『玄』字不缺筆），且有清末多見的『戒烟神方』（即戒除鴉片烟的藥方），則此抄本當爲民國初抄成，崔氏當也是清末民初之人。

該書抄有方劑一百四十一首，其最主要的特點是以成藥方爲主。其中丹方四十五首、散方五十一首、膏方十八首，丸方十一首，此外還有其他形式的成藥方及製藥方法數則。此類藥方一般多取自前人書中，非民間醫家或百姓自療多用的單方、驗方。其藥方中的劑量明確、製備法甚詳，書後還有『製槍硝法』『製黄瓜霜法』『製川黄柏法』『製梅礬法』等，這些内容表明抄録者很可能是藥業人士，此書乃爲製藥所備。

著録及傳承

該書未見清代書志記載。《中國中醫古籍總目》著録國家圖書館收藏該書（書序號〇四一六二）〔一〕：『青囊奇秘/著者佚名/清崔于光抄本』，成書年附繫於一八八三（光緒九年）。但全書無任何能説明該書接近光緒年間的特徵，且『玄』『痰』等字不避清諱，都説明此書不是清代抄成。《中國中醫古籍總目》同一書號還著録了蘇州大學醫學院圖書館藏同名書，因未見原書，不明是否是同一種書。

〔一〕 薛清録主編：《中國中醫古籍總目》，上海：上海辭書出版社，二〇〇七年，第三三六頁。

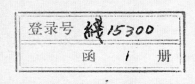

青囊奇秘目錄

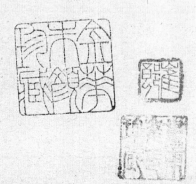

十味蠟礬丸
璇璣神化丸
華陀玉液丹
臥龍丹
又臥龍丹
立生丹
瘰癧内消丸
天葵子丸
定痛托脹丹
氣管雙和丸
代針丸
消漏丸
如意金黃散

保和散
蛇床散
飛滑石法
三黃散
四黃散
小金黃散
瓦井瘡藥
紅蛤散
白蛤散
翠雲散
冰青散
青珠散
珍珠散
萬全丹

生肌散
六合散
拔毒丹
紅霞鵝頂丹
八將丹
賽八將丹
五寶丹
八寶丹
六合回生丹
拔疔散
四味提疔散
追疔條
[illegible]

拔疔膏

針頭丹

退管妙药

拔管条

神晉七液丹

冬霜散

黄龍散

鼻痔散

去閣丹

珠寳丹

玉蓮散

黑虎丹

退翳光明丹

麻靈丹
飛黃散
瘡靈丹
玉榆散
大生散
銀粉散
青龍丹
月白膏
香砂散
簡用八寶丹
水火神丹
水火僻丹
續脉丹

治癧瘡門方

烏金膏

蠍藜膏

十三種下疳秘方

雙象散

青粉散

飛龍奪命丹

清涼膏

紅玉膏

鬆松皂法

象皮膏

白玉膏

夾紙膏

烏龍膏

九香膏
追風逐濕散
二種麻黄膏
除截瘧痛神咒
青囊遺秘天香膏
水金鎗二種
乾金鎗
神效松花散
消痞膏
千推綠雲膏
月黄膏
紫金錠
星香錠
[illegible]

白朮散
梅龍散
一粒金丹
消瘤散
八將拔疔散
立消散
一貼粘消散
一捶頂天膏
龍衣膏
珠黃散
朱家散
大珠黃散
小珠黃散
真酥散

信東散

喉瘡似刀散

冰硼散

又珠黃散

龍漢散

飛仙丹

鳳鳴散

禁藥 一名金丹

碧丹

秘傳烏梅方

華佗先師喉痺方

奪命丹

秘傳次喉藥方

製鈴硇法
製黄仏霜法
製川黄栢法
製梅礬法
製人中白法
製硝礬法
楊氏喉症諸藥別名
治馬鈴瘯方
戒烟神方

青囊奇秘

婁東崔干老錄

萬靈丹

專治一切癰疽諸風等症實体感寒熱甚者宜之虛人內傷疷忌服

茅朮 切片 分　全蝎 漂　川石斛　明天麻　當歸
川芎　羌活　炙甘艸　荊芥　防風
麻黃　川烏　草烏　北細辛　鮮首烏 以上為一兩
明雄黃 手水飛　飛硃砂 約八分為衣

右藥共磨為細末煉蜜約十兩為丸彈子大每藥一兩分作四丸又六丸又九丸三等做下以備年歲老幼病勢緩急取

取用之蓮須葱白数莖煎湯化一丸乘熱服或用熱陳酒（黄）
化服盖被出汗爲効服後避風孕婦忌服

萬應丹　常治一切癰疽瘰癧更妙并治痴狗咬

班蝥　去頭足翼身　元米炒去米入大河中

雄黄　水飛身

麝香　乙分

先將班蝥頭少許合射香放鉄舟內研極細末後班雄黄末齊研和入炒熟麵二兩糊極匀爲丸如蘿子飛硃砂一錢爲衣每服五六丸小兒減半如遇痴狗咬服中攻痛服十餘丸小便澁痛尿成點粒毒即出矣小便不通即服車前清解之

附炒熟麵法

每用熟麵二兩乾麵約一兩三錢放罐內用清水調和微火燒始用筷攪臨熟時離刀炒

梅花點舌丹 常治一切發背癰疽疔毒初起

蟾酥 切片三分 燒酒先浸一日
硃砂 水飛三分
輕粉 一分
寒水石 煅研三分
蜈蚣 去頭足三条 炙研
雄黃 水飛三分
乳香 炙
明沒药 炙各三分
麝香
冰片 各三分

先將硃砂同輕粉研至無白星加煅寒水石研至無聲為度雄黃同麝香冰片另用研鉢研極細入炙乳香沒药蜈

蚣研和將穴水石共和一處研勻酒侵蟾酥放小石碗內用鐵錘研爛如漿入藥末搗和為丸如梧桐子大子赤連四金箔為衣約每料一餘張狀丸脩合時須虔誠每服一二丸名萬應丹服葱白頭清酒圖送下將狀藥料作細條名蟾酥條疔毒無腫腮對口發背搭手初起用刀撥破頂頭皆用此條插入

嵥峒丹 古方治一切無名腫毒併治跌打損傷

犀黃　麝香　冰片　雄黃 飛　阿魏 各另炙研

上鞭笈 研末　參三七 杵研　廣箔黃 磨末　乳香 去油

明末药 去油　天竹黄 研　兒茶 炙研　藤黄 各另　山羊血 不晒研末

將藤黄隔清𥁞去木屑用山羊血拌晒候乾再隔清𥁞以
山羊血盡為度

右药共為细末將藤黄化開略加糯米飯搗和為丸又方
用人參二錢琥珀二錢名人參嵊峒丹

一粒珠丸 治一切無名腫毒立効如神

全山甲 一个揀顶大分作四足製法例後

一足用醋製　一足用蔴油製
一足用松蘿製　一足用蘇合油製

以上料作廿四兩
俱炙松花色為度

犀黃濂珠 各三分先研極細　硃砂 水飛　麝香　冰片 各一分

真蟾酥 分下燒酒化
共為細末將蟾酥搗爛加蘇合油為丸或再加糯米粽更
妙每料重三分金箔為衣用蠟封固陳酒送下或人乳下
亦妙

九龍丹
治楊梅瘡下疳黃豆結毒併治懸癰更妙

江子肉　廣木香　粉兒茶　滴乳香去油　明末葯去油

鞭血炭等分

右葯研末生蜜搗成一塊臨用旋丸空豆大或用殊砂為衣每服九九七丸空心熱黄酒送下服後忌食倭瀉五六次方啜稀粥補之

神仙化毒丹一名犀黄丸治楊梅瘡併治结毒

方八

丹水浸鈙去皮切片上炒

陳黄草丹一?

右药共研细末用埶麵二錢鉄再内研糊為衣丸如西舊子大每服二錢将晚用金銀花土茯苓送下或服茶亦可

廣毒遇仙丹 治楊梅瘡神効

水銀 火硝各一錢 明礬一錢 綠礬八分 食塩六分

将五味研無草為度水飛研末再将後細药末三味

飛硃砂一錢 甘草末一錢 飛雄黄二錢

同草药研和用大棗肉搗和為丸如梧桐子大每服二三分金銀花湯送下六七服可愈後加再用蠟礬丸食之妙

毒即解永不再發

蠟礬丸

飛硃砂 月　飛雄黄 丰　白礬末 丑　黄占 丑溶化

共搗和如蟬硬量加白蜜爲丸再用飛硃砂一錢爲衣每服二三十丸金銀花湯送下

絳玉散 治廣瘡搽藥方

綠礬 煆　橄欖核 煆存性

畧加草藥片更妙等分為末用熬盡熱菜油調敷

辰砂蠟礬丸　治一切癰疽毒甚者須服此丸護膜護心止痛解毒極効

黃蠟　白礬末　各ㄗ　白蜜　丑　水飛辰砂　丅

先將蜜蠟溶化方入礬砂二味攪勻捏成一團以藥火上微烘趁手急丸如桐子大辰砂為衣每服二三十丸食後白湯送下病深者早晚服

回生丹治一切外科癰毒併治三十六種風痰跌打損傷痰濕流注橫痃筋骨痠痛發背初起大毒如神便毒亦驗

番木鱉用油煠取出洗去油乾研細　虎骨五錢炙酥　全蝎洗炙　川山甲炒鬆研末

姜蚕真炙　蜈蚣各三錢炙　雄黃三錢　當歸　川烏姜汁製　鬧楊花

甘草末　朱砂各三錢　金箔十張為衣

右藥研細末用麻黃四兩煎熬膏搗和丸如梧桐子大每服四五分陳酒送下

烏龍丸　立消瘡疽癰毒神効秘方

白芷 米泔水洗　歸尾　草烏 姜汁製　川芎 各五　鬧楊花 淨末

甘草片 各五分　蒼朮 米泔水浸切　蟾酥 燒酒化　老姜 切片　蔥 切碎各两

將各药和姜蔥搗爛入磁瓶內紮如倘夏春天五日秋冬九日取出晒乾為末陳黃酒糊為丸如綠豆大百草霜研細為衣每服四五分陳酒送下服後避風得汗為妙

十味臘礬丸　治諸般癰毒横痃魚口便毒并治乳癖等症

槐花兩炒黑色　川山甲炙黃　姜蠶各三錢炙　明礬兩　皂角
貫仲斤洗淨　乳香去油　沒藥去油　廣膠各三錢蛤粉炒　白占兩
白蜜兩斤

右藥為末將白蜜煉成滴水成珠入白占溶化和前末拌
勻杵千搥下丸如梧桐子大每四五分陳酒送下

璇璣神化丸　治鶴膝風神輕者三服便愈重者三四服
番木鱉兩麻油製後洗去油研末　懷牛夕兩研末　川山甲六錢炒黃

蒼朮 土炒

共為细末將棗肉為丸如梧桐子大每服二三錢陳酒送

華陀玉液丹 専治腹痛痧脹

公丁香 研末 廣木香 蟾酥 一錢五分燒酒化 雄黃 三錢水飛 射香 三分

茅山蒼朮 四錢米泔水浸切片研末

右藥為末將蟾酥搗爛和藥末為丸如梧桐子大遇病噙化一丸噙舌下嚥津三四口即愈一丸可以三人見効

臥龍丹 如遇痧症用少許嗃鼻取嚏

閙楊花 二錢 燈芯灰 二錢 犀黄 一分 麝香 一分 蟾酥 一分

冰片 一分 飛金箔 十張

共為細末

又臥龍丹 治痧氣時疫

燈草灰 二錢 閙楊花 牙皂 各二錢 細辛 一分 麝香 一分

冰片卜　西黄六厘　金箔五十張

右药研為细末将将少許嚐鼻得嚏

立生丹治痧氣

蒼朮米泔水浸切　母丁香各二錢　貢沉香一錢

蜀黄

共為细末用

杜蟾酥一錢燒酒化搗丸如椒子大辰砂為衣

每服三五丸凉水送下

瘰癧內消丸 未成者消已成者潰然丸但施於實不若內外陰虛之症切勿輕投為妥

壁虎 七个投全尾鹽泥包內煆成性

全蝎 焙七隻

雄黃 三錢

射香 下

飛麵 三兩

用夏枯草煎湯和為如麥子大每服二三丸夏枯草送下

天葵子丸 治虛痰瘰癧未成者能消已穿潰者尤灵然丸王道緩之立功効

天葵子 兩另磨須于風漸炒暴日磨之

杜蠣 兩生研水飛三次

川貝母 三兩

元參 兩切片 晒

右藥四味為末以夏枯草熬煎濃汁泛丸每服三錢夏枯草湯送下

定痛托膿丹

全當歸 酒炒　山甲片　直殭蠶 以上黃酒炒各兩　小川芎 酒炒

全蝎 洗切　角針片 六兩杵研　沒藥 炙去油

氣管雙和丸 一名歸附丸治一切癰疽潰後服之

全當歸 切片酒炒　四製香附 杵研

右二味等分共磨細末水泛為丸每丸重一錢硃砂為衣臨服陳酒溫調化

代針丸 即咬頭藥

硼砂 三錢研　血竭 三錢　輕粉 三錢　蜈蚣 一條炙　蟾酥 二錢燒酒化

雄黃 一錢　射香　冰片 各一錢五厘

右药共為细末将酒化蟾酥搗爛加煉白蜜糊為丸用時
研扁放瘡口即破

消漏丸 屡驗神効服之半月收功

川山甲 兩炒鬆　陳棕 兩燒灰　槐花 兩炒　川連 兩姜炒

白朮　雷丸 各錢　没药 三錢去油　刺猬皮 一个醋炒

青木廣 二錢　血餘炭 及

右药研细末用黄米糊飯搗和為丸每服三錢日進三服
前先服胡桃三四枚或酒湯送下三四之内滚水極多潑

漸少也

如意金黃散 古方敷药

天花粉乙斤 黃柏 大黃 白芷 姜黃 厚朴 陳皮

蒼朮 甘草 南星各二两二钱

右药切片晒熱杵粗末磨三次篩細末用葱汁加蜜調敷

紅腫甚馬蘭頭汁亦可

保和散 今蛇床散三黃略加三仙底治湿風瘡乾癬用蜜

水調搽

川山甲丹半　甘松炒　山奈炒　紅花炒　白芷各丹
北細辛三丹
右藥各炒成性共
研細末弗令洩氣

蛇床散
治溼毒膿滾瘡
蛇床子末丹　黃柏末丹　飛滑石丹
共和一處篩過
用小青油調搽

附飛滑石法

每滑石一斤研末用甘草及煎滚湯飛過晒乾研用

三黃散

治黃水瘡并治遊風结痂瘙痒

大黃末 錢　黃柏末 錢　熟石膏 三兩錢　毋連末 三錢

三仙底末 錢

共和一處篩過用黃連燉水調

四黄散 治夏秋暑毒湿熱薰蒸頭面頸項痦瘡

大黄末三錢 黄柏末三錢 枯凡末三錢 川連末三錢 雄黄末五錢

飛滑石五兩 加甲片市更炒

共研細末用菊花葉或絲瓜葉調敷

小金黄散 治遍体遊風紅暈并流火二丹

大黄末兩 生石膏三兩

二味拌和篩過用側柏葉水搗汁調敷或菊花叶亦可夏
天用絲瓜叶調

瓦片瘡药 治黄水瘡

硫黄 另　信石 丁　東丹 另後入　洋樟 才

共各為末拌化成餅

紅蛤散 治黄水瘡并胎癩鬍鬚瘡

蛤粉 一匁　母連末 二分　掃盆 半分 先研細末　銀硃 二分　黄柏末 半分

熟石膏

右薬共研細末用黄連水調搽如[illegible]乾燥用猪肝汁加麻油調敷

白蛤散 治唇風乳頭風并治餂舌瘡

文蛤末 半分　香白芷 半分

共為極細末用蜜水調搽燗處乾搽

翠雲散 治楊梅瘡

掃盆 半錢 膽礬 半錢 康青 三錢 黄柏末 三錢 熟石膏 兩

共為極細末用麻油調搽

冰青散 治爛遊風腳丫風及一切濕毒並効

掃盆 半錢 黄柏末 三錢 青黛 五錢 甲片 錢 熟石膏 兩

加冰片更妙

青珠散 治諸瘡出水用此搽之

熟石膏九分 青黛一分 加冰片更妙共研細末

珍珠散 治下疳長肉并治爛脚長肉時用此搽之

片黄五分 冰片五分 熟石膏三兩 共研極細末

萬全丹 又名九一丹長肉兼拔毒

陳黄升丹 一兩 先研極細

上鞭笈 七錢

熟石膏 九兩 共為極細末

生肌散 長肉

黄升药 三錢 先研末

血笈 三錢

熟石膏 九兩七錢四分 共研極細末

六合散 拔毒多長肉少

紅升丹 半錢 上血竭 一錢 熱石膏 三兩 共研極細末

拔毒丹 拔潰瘍諸毒

紅升藥 兩五錢 先研細 上鞭竭 五錢 熱石膏 三兩五錢 共為極細末

紅霞鶴頂丹 治腦疽發背搭手爛勢已定腐肉未脫用此去腐立見功效

上血竭　炙乳香　銀珠　鉛粉　炙兒茶　炙末藥各錢

共研極細末

八將丹拔毒藥

五棓子七錢焦炒　川山甲七片脆炒　全蝎七只　冰片一分　射香一分

直殭蚕七條炙　明雄黃三錢　蜈蚣七條

又方白花益母根灰水飛辰砂各三錢神効

共為極細末勿令洩氣

賽八將丹 原名萬金不換丹 拔毒兼長肉

穿山甲 年 砂炒 當門子 年 長砂 年共為極細末儲瓶勿洩氣

五寶丹 長肉

上血竭 木 赤石脂 木 熟石膏 兩共為細末無聲為度

八寶丹 長肉

上血竭二錢　龍骨二錢火煅　象皮砂炒研細　炙兒茶一錢　製甘石三錢

乳香一錢去油　沒藥去油研一錢　赤石脂三錢煅

本方加真珠一錢冰片三分名珍珠八寶丹

隨常用輕粉一錢冰片一錢熟石膏一錢除去乳香末藥象皮因

此三味多麝油質研之難細搽上新肉多痛故去之

右藥共研爲極細無声爲度

六合回生丹治癰疽輕瘡去腐亦效

飛辰砂二分五厘　炙乳香一分五厘　輕粉一分五厘　鉛粉又

明雄黃二分五厘　炙末药二分五厘　共為極細末

拔疔散　一名霸靈丹　治面疔鎖口翻唇等毒疔

靈磁石生煅研　蠥釘三分炙　麝香下　冰片下　白丁香二分

共研極細末

揀直汀
准眞

四味提疔散

阿魏 乍灸　蟾酥 乍[illegible]　白芨 才　雄黄 才

共研為極細用燒酒隔湯燉一時搽疔即消

追疔條 疔毒勢甚挑破疔頭用此藥揷入

硇砂 才乍　人言 三才肉煨　白丁香 才　靈磁石 才乍生研　巴豆 乙乍去壳

共為極細末將燒巴豆搗爛略加蒸漿麵糊成细條

圍疔錠

靈砒石一錢　麝香一分　蟾酥一錢一分燒酒化　兒茶三錢炙　明雄黃九錢

冰片一分　藤黃三錢　大黃三錢

共研極細末將蟾酥搗爛和藥打成錠子用菊花葉汁敷

拔疔膏

明雄黃一錢　砒石一錢火煅研　乳香五分　沒藥五分　蓖麻子四十九粒去殼

麝香 下　冰片 下

右藥和一處搗成膏如嫌嫩加製松香少許臨好時加射香冰片

針頭丹　治頑毒不易潰或瘀血膿毒勢不化癰硬不退宜用此藥

赤石脂（半煅）　人言（才南棗）　乳香（才炙）　沒藥（才炙）　白丁香（才）

輕粉（半）　蜈蚣（一條炙）　麝香 下

共研為細末飯和為丸如米粒大未潰者以藥放於高處即穿潰有核納於瘡口

退管妙药 并治恶疮溃久不收口用之如有多管即能逐出之

麝香 三卜 腰黄 [illegible] 炙乳香 三卜 炙末药 三卜 炙片 三卜

辰砂 [illegible] 陳紅升 [illegible] 炙阿魏 八卜

共為極细末用陳黄酒糊為细条插入管内三四次即効

拔管条

大坭片 九卜 白降药 三卜 象牙屑 三卜 辟宪尾 一个炙

白芙蓉半 晒乾為末

共研細末用煉白蜜糊丸如麥子大揷入管內膏蓋

神醫七液丹 内服治瘟疫瘧痢爛喉痧痘傷寒斑疹時毒癰疽一切瘡毒暑風痧杵霍亂吐瀉諸般病

氣一服浔命三服全愈無論男婦老

幼胎前產後血症均効皆可服之

滑石十三斤研細以生甘草三十兩煎湯浸漂飛以甘草湯盡為度研細晒乾為君後將鮮蘿蔔汁

等將次第

拌吠晒乾

鮮蘿蔔汁十三兩 鮮佩蘭十三兩取汁 鮮紫蘇葉十三兩取汁 鮮藿香葉

十三兩取汁亦取汁用之 鮮側柏葉三十兩先將藕取汁浸透搗爛方絞得出汁 鮮新青荷葉卅兩採新嫩者

以上六汁次第拌製過滑石晒乾錦紋大黃切片三十兩
用無灰陳紹酒一斤浸透搗爛取汁拌製過滑石晒乾再
研再細研瓶收藏聽用 右藥内服每用三錢小兒減半
倉猝不能取藥引即用開水化服如痢赤者黑用黑山梔一
錢白痢者用姜三片痛痢乃禁口痢用廣木香五分磨油
開水化服瘧痢久生姜三片姜製半夏一兩煎湯爛喉痧
并一切雜症
白滾湯化服

冰霜散 治赤丹妙方

飛辰砂 五下 銀硃 五下 南星 彐 爐底灰 彐 百草霜 三下

冰片 三下

右葯共爲細末將桐油放砵杓內熬一滾入葯末油內再熬一滾冷退火氣潑取搽之即生効

黃龍散 治耳內脤水

枯礬二分　龍骨分　胭脂綿二下煆成性　海螵蛸丆下漂淡研

黄丹分水飛　麝香二下或夊片少換許

鼻痔丹

明礬丹　盐梅五个去核　麝香下　蓖麻子七粒

共搗丸如棗核塞鼻

去翳丹

烏梅去核煅存性　輕粉少許

合研細末爛處乾摻乾處用麻油調敷

珠寶丹新方自定治臁瘡久延難効

千年石灰八兩　辰砂一錢水飛　羊腦蘆甘石一兩三黃湯製水飛

冰片一錢　共為極細末或加白芷一兩　生猪板膜去筋

搗成羔用
布攤貼

玉蓮散

治諸頑癬及
乾癩疥瘡

大蝴蜂房　一個

將生礬填入孔內以破罐盛之仰口朝上用炭火煅令白
礬化盡為度取出研末擦一二次即愈或加生猪板油搗
和擦擦
亦可

黑虎丹 治一切癰疽潰瘍

水銀五錢 倭鉛二分 銀硃二分 百草霜二分 杭粉二分 雄精五錢

輕粉五錢 活磁石二分 麝香五分

右葯共研細末以水鉛二味入鍋溶化和研极細共入各葯末再研再篩研至极細無声為度由磁瓶收貯聽用

退翳光明丹 治一切目疾點之皆效

盧甘石五分三黃湯製 辰砂一分水飛 西月石煅 野荸薺粉一錢

天竹黄（五分） 梅片（五厘） 犀黄（三分） 烏側骨（以石上灸） 熊胆（三分）

白丁香（三分）

共為細末磁瓶收貯

麻靈丹 凡用刀針畏痛者敷圍即不覺痛

生草烏（刮去皮） 生南星 生川烏 生半夏 白胡樹

杜蟾酥 六味等分為末米醋調敷

飛黄散 治週身遍遊瘡

雄黄末 匁五分　蛇床子 匁五分　朝粉 匁　硫黄 五分　黄柏末 匁

蒼朮没 匁　輕粉 五分　滑石 三匁 水飛

共爲用小
青油調敷

疥靈丹 治乾癩疥瘡

麻黄没 两　明礬没 两三钱　銀珠 五钱　硫黄 五钱　川椒没 七钱

吴茱萸 四钱　火硝 八钱　冰片 一钱

共為細末用陳臘燭油燉烊擦淨入藥

末調和先將甘草湯洗淨然後擦藥

玉榆散 一名清涼散治水火湯

地榆炭 五钱　寒水石 五钱　熟石膏 五钱　大黄没 三钱

右藥共為細末

用陳菜油調擦

大生散 治脚癬

陀僧 毋研

掃盆 亍研

枯礬

熟石膏 亍

黄柏沒 丆

共為細末烱（火+四）乾搽

乾（火+四）用桐油調搽

銀粉散 治猴猻疳

川連沒 丆

輕粉 亍研

冰片 半卜

麝香 半卜

飛銀硃 亍

共為細末用麻油調敷

青龍丹

一名青龍湯治猴猻府

鰻鱺

無論幾条先用葱汁洗洛後入於多年鍋罡內煆灰炭為極細末用香菜油調敷

月白膏

治發背搭手一切瘡疽腐脫後不收口并治金瘡日久不歛

籐黃 白芷

二味等分放碗內飯上蒸三四次調勻如嬭硬器加麻油調敷上三四次即可收歛

香砂散 治蛇咬秘方

全蝎 一只炙　飛辰砂 一錢　蜈蚣 一条　炙木香 一錢　雄黃 一錢

銀花岆 三錢

共為細末陳黃酒送下

簡用八寶丹 長肉

甘石 三錢 煅先研細末　煅龍骨 一錢 先研末　赤石脂 三錢 煅　上血竭 一錢

掃盆了 先研细末 熟石膏丹

共為细末臨好 加冰片五分

水火神丹 治潰瘍無名瘻毒

阿鉛丹 洋貨店內買 水銀丹丰 滴乳石丹 鎗硝丰 提淨

明凡丰 川連丰 人中白丹 琥珀丰 辰砂丰

鉛粉丰 蜜陀生丰 雄黃丰

以上葯十二味共十八兩半各研為末和勻入混玄壺內煉一炷官香取出再研細末入壺內再煉三炷官香足待冷取看其色如雨過天晴色方為妙再混玄壺須用青鉛四斤鑄成筆筒式上開一小盖如青錢大入葯須要按好勿令洩氣為要

水火仙丹 治潰瘍無名腫毒

大坭冰片 二钱　硇砂 五钱　琥珀 一钱　輕粉 四钱　當門子 一分六厘

樟腦 六钱　胆凡 六钱　水銀 二钱

右葯共爲細末用錫球一个開一小孔將葯納入按好效
水煉七日夜煉丹前必須奉齋一月誠心修合勿令婦人
鷄犬所見桑鹽水同好醋
浸晒乾再浸再晒二三次

臌酥丹　治諸癖效方

川厚樸　五
明輕粉　五
川五棓子　一斤炒
水銀　五入硫黄中研散
西硫黄　个頂高者研細
白明凡　五炒
川椒　五炒
蟾酥　五切薄片晒乾研

右葯若要炒者俱用高醋拌炒不炒者研細再以炒过葯
亦研細和入一處用好醋調和如臌粥狀搽於患處偏軟

桑皮紙糊住待癬愈自脱下倘發癢搽药時以小刀
刮碎然後再搽药糊紙内再以服上好药酒除根

附治癬药酒方

大熟地 七两　川斷肉 两　川杜仲 两　澤瀉 两半　甘枸杞 两
懷牛膝 两　大參丹 两　歸尾 两　桑椹子 两　新會皮 两半
製半夏 两半　紅花 五錢　女貞子 两半

将药味盛入新白夏布袋内縫好袋口安入甏内以壺滚
高米酒冲入滿坛封固泥口俟過夏開甏每日飲之

烏金膏 治惡瘡瘀肉不化搽之即腐腫瘍膿熟畏針涂之即潰

紅子肉 無論多少炒焦研末 炙乳香 少許

香油調稀成膏

燃藜膏 治胬肉翻花瘡肉菌

藜蘆 煆炭存性研末以生猪板油搗成膏塗患處一日一換日久漸脱

十三種下疳秘方

一 蓮房疳 龜頭如蓮心之點

一 竹節疳 龜頭頸內生

一 鷄肫疳 左右有塊如大豆

一 石榴疳 如翻花石榴之狀

一 折腰疳 陽物腰中生瘡曲轉

一 虫疳 內有虫

一 脤疳 出脤不止

以上七疕內
七別俱用

伷人中白 匁 千年石灰 匁 以椒匁同煎 去椒用灰 血竭 分
三味為末先將搽洗过用末药敷上又用血竭分松香匁
麻油匁一佛成膏將药末洒之即以膏貼之用白綿紙裹
之如瘡盛
一日一換

一 化皮瘡 龜頭及陽物皮皆去

一 燈籠瘡 一身瘇如燈籠

一 串節瘡 龜頭縮內膿在內出

以右症內三別咸用

蘆甘石 丹三黃湯製 輕粉 半 水粉 半 冰片少許

合用如前

一捲心瘡 一斷々爛至根

辰砂 丹以泥為渾天裹火煉如硝方可用火煨一日夜 雄黃 錢 輕粉 刀 冰片少許

黃柏沒 刀

合用如前

一 血痔 出血不止

參三七 五厘 甘草 分 欠片 少許 飛滑石 分

合用 如前

一 水痔 出水不止

烏[illegible]药 分 燒灰 燈心 分 燒灰 楊枝 分 燒灰

合用 如前

以上十三種皆用人中白千年石灰血竭三味為主隨何種何樣药総和人中白等用之惟血痔洗淨以墨止血如

痰將茶解之後有收功
妙藥視色白者方用

雙象散 治血痛收功妙藥

象皮 另以清片砂炒研細

兒茶 錢

輕粉 半

冰片 一分五厘

象牙屑 錢研炒

右藥共為細末茶洗患處乾
糁乳汁調敷若濕爛乾摻

青粉散　統治爛下疳効方

蘆甘石一两　煅一炷香　三黄湯製　杭粉三钱　用草纸包捲成条灯上烧尽　輕粉三钱

青黛一钱　冰片少許

共為细末冷茶洗净患上然後掺之

飛龍奪命丹　即蟾酥丸　治疔瘡發背一切癰疽流注等症

蟾酥二钱　酒化　炙乳香二钱　没药二钱　炙　銅綠二钱　雄黄二钱

蝸牛廿个　蜈蚣一条去頭足酒洗炙黃　胆凡錢　血竭錢　輕粉[illegible]

麝香[illegible]　冰片[illegible]　寒水石錢煅

右葯共為細末連殼打爛如泥同酒化蟾酥和匀葯末為丸如菜子大飛辰砂為衣如丸不就加酒打麵糊為丸者每服三丸用葱白三寸令病人嚼爛吐於手心男左女右將丸葯裹在葱內熱陳黃酒送下被蓋出汗為効如無汗以熱酒助之重者再服一服孕婦忌之

清涼膏

大麻油五斤 入方八廿兩
煎至將焦黃烟將油滴水成珠即退火撩去方八用篩丹
篩过炒熱冷天每斤油約丹兩爲則熱天約丹兩半爲則
以配老
嫩收膏

紅玉膏 即貼散膏

蓖麻油一小盅 放碗內
隔湯燉
乳香没兩生研
没藥末兩生研
攪勻再入製松香兩攪勻無塊後入公丁香末五銀硃兩半
調和配老嫩嫌老加蓖麻油嫌嫩加製松香

附製松香法

將老松香五斤入葱伯汁一鉢頭鍋内煤熬沸以老黄色爲度入冷水揑一大團兩人扯至白色放淨地上研細用

象皮膏

專治濕毒臁瘡

象皮 兩烘切片　菜油 一斤

煎至枯象皮枯濾去渣入黄占 兩 白占 兩半

如嫩爛加葱占二錢可用白潤紙攤之

白玉膏　治湿毒白泡臁瘡湯傷收湿生肌長肉

大鯽魚二条　象皮五钱烘切

用大麻油一斤入二味煎枯去渣再煎數沸離火少頃然後入淨鉛粉一斤輕粉研末甲片各五钱攪勻成膏再加

珍珠末三钱名珍珠白玉膏

夾紙膏　治爛膀瘡有虫作癢

杏仁三钱去皮　樟腦三钱　松香三钱　輕粉一钱研末　白凡三钱

冰片 卜

用板油丑同搗爛如泥用油紙夾好刺孔貼瘡上一日一換視起色逐漸減少

烏龍膏 一名鉄箍散治無名腫毒

陳小粉 不拘多少入砂鍋內炒黑色取出待冷研細以陳醋調務要稀糊得所以磁碗盛之量腫大小敷上中留一孔出毒氣用桑紙貼次日揭下投于河中

九香膏 治一切陰疽附骨流注鶴膝及疾疽瘰癧等症

肉桂 四錢 炙乳香 三錢 甘松 三錢炒 大力子 三錢炒 丁香 三錢

炙末藥 三錢 山柰 三錢炒 白芥子 三錢炒 細辛 三錢 加麝香 一分 更妙

共爲細末磁瓶收藏用老清涼膏嫩拌蘸藥末攪勻攤布上貼之或用柿漆紙攤貼先將炒研細末放小黑膏藥上貼數々瘡審提泡一週時揭用針挑破泡出毒水然後再用九香膏量其大小攤貼之

又九香膏 專治癰疽一切無名腫毒未成者散已成者潰功能生肌斂口善治瘰癧頑癬爛腿臁瘡等症

炙乳香 三錢　白芨末 三錢　辰砂 一錢　麝香 五分　炙末藥 三錢
白斂末 三錢　丁香 一錢研末　冰片 五分　白芷末 三錢
共為末收藏瓶內每用淨末一錢
老清涼膏兌和勻攤貼

追風逐濕散 治風寒痠痛
生川烏 一錢五分　草烏 一錢五分生　蓽撥 一錢五分　高良姜 三錢　姜黃 三錢
白芷 三錢　甘松 一錢　白胡椒 一錢　山柰 一錢　丁香 一錢　細辛 一錢

生南星两　乳香两　没药两　肉桂两　白芥子两

西丁卆、、　半夏两生

右药生研为末

和入清凉膏内

麻黄膏治瘡風滅神効

麻黄五　巴豆四十粒　番木鱉四十粒　麻油半斤

煎枯去渣熬至滴水成珠再用雄黄枯凡鉛粉硫黄各两

研極细末再加黄苦白占各钱頻頻和入油内以昆片攪匀

麻黃膏　治乾疥癬瘡

麻黃〤錢連根　當歸尾〤錢　荊芥炭錢半　大楓子肉〤錢研入

雄黃三錢研入　甘草節〤錢　大黃片三錢　樟腦錢　黃連錢

鮮生地三錢　丹皮炭三錢　生豬板油廿〥兩

煎枯渣退火後用

此方摘下送中医公会題意見

黄連膏 專治眼癬乳癬風癬皮膚裂血等症

黄連一兩 白芷三錢 大黄三錢切片 細生地三錢 歸身五錢

黄芩五錢 花粉五錢 蒼朮片三錢 姜黄五錢 黄柏五錢

甘草五錢 大楓子肉三錢

用大麻油一斤文火煎枯濾加黄蠟每

熱天將蠟多加爲上

除截瘧痢神咒

赫々揚々日出扶桑伏邪瘧痢病深莫當參明經典秘良方患
者邪病即消亡我奉
太上老君急々如律令勅
焚香沐手念咒一遍即印紅圈
于青布正中隨將藥肉攤上

青囊遺秘天香膏
治貼專日間日瘧瀉痢等症每至秋天
小兒易患不會服藥此膏靈驗非常一
貼霍然瘧疾貼于項背大椎穴上洩瀉下
痢者貼于當臍病愈後即揭去投入河中

白川 三卞　白信 卞　麝香 卟　肉桂 卟　细辛 卟

白芥子 五卞 畧炒

共為细末先將老黑葯肉一毋銅杓内化烊
然後调入葯末计约四十餘張大概數

水金鎗 治金鎗

象皮 毋 切片　當歸 毋　柏子仁 毋　五棓子 半毋　白芷 毋

獃活 毋　生板油 毋　生菜油 毋

以上八味俱先
煎枯後入藥末

血竭三錢　乳香三錢去油　鹿角霜三錢　蘇木兩　沒藥三錢去油

松香三錢蔥　降木香兩　龍骨兩煅　黃占兩　白占兩

爐甘石兩泥泡煨

右藥共為細末
入油內攪勻

又水金鎗　治金鎗

白芨 四兩　木香 三兩童便炒　香油 五斤　板油 五斤　黄占 三兩

白占 四兩　洋樟 三兩　芷香 [illegible]去油　乳香 三兩去油

爐甘石 三兩童便製七次

先將二油同白芨木香煎至滴水成珠濾去渣下二芷

洋樟溶化後入乳香芷香爐甘石三味之佃末攪匀

乾金鎗 治金鎗

銀煤 一兩研細　龍骨 三兩煅研　馬屁勃 一兩研佃　製松香 一兩

京墨廿|　或燈煤 共為細末

神效桃花散 治金瘡出血不止并治血箭血痣一切血溢

千年陳石灰 八兩　錦紋大黃 兩半 切片

二味同炒石灰變紅色為度去大黃篩極細末加帶肉甲
片數錢砂炒另研極細和入更妙凡遇血痣即用桃花散，
數錢墨水調和捻成餅子貼之以綢綿紮住避風忌口內
服涼血清熱之劑過三日揭開冷茶洗淨換八寶丹或珍
珠散摻之白
玉膏蓋貼

消痞膏

葱頭汁　老姜汁　鳳仙花梗汁

各一碗面好加廣膠ヌ收好厚砂糖臨起加生附子肉桂

細末ヌ攤青布上貼之二日一換十来日換七八ケ定可

謂無有

不消

千捶緑雲膏　治瘴毒流注瘰癧

葱白頭のケ　松香ヌ　康青イ　没薬年生研　土木鱉七ケ去壳

杏仁五钱 乳香一钱生研 巴豆七粒去壳 蓖麻子肉七个

和药一處在石臼内搗三千槌即成膏取起浸在水中用時隨瘡大小手捏成薄片貼布上或厚紙上貼

月黄膏 即黄貼散膏

生乳香一钱 白杏仁一钱 蓖麻子肉卅粒 月黄五分即藤黄

生沒藥一钱 製松香五钱 上腰黄三钱 麝香五分或丁香末代之亦可

共打千槌成膏

紫金錠 古方治一切瘇毒

大黄 两 雄黄 二钱 降香屑 五钱 生半夏 五钱 大戟 五钱

乳香 二钱 生南星 五钱 山茨菇 二钱 麝香 一分 沒药 二钱

共爲極細末用白芨片煎濃汁打糊

成鮮菊叶汁摩敷或馬蘭頭汁亦可

星香錠 治痰核瘰癧

生南星 二钱 海藻 二钱 微炒 昆布 二钱 红花 二钱 生半夏 二钱

青塩六分　麝香三分　冰片三分　左牡蠣五分

共爲细末用白笈滚汁
打糊成錠米醋摩敷

二毛散 治諸癬

雄黃五分　硫黃三分　蛇床子一錢　寒水石一錢　輕粉一錢

芒硝三分　金毛狗脊四分 晒乾　斑毛七只

右药共為细末用蘇油调搽如湿癩爛者乾搽

白槿散　不拘上下陰陽癬皆効

白芨　分　川槿皮　兩

共和一處用蜜水一大宮鍾拌勻晒乾次日再拌連拌晒乾三處磨爲細末用如滴醋調成稀漿狀以銅成燉熱先將穿山甲剝碎癬上血後將藥搽上外用桑皮紙盖上次日再剝再搽如此數次即愈

梅龍散　治小兒爛耳朵

枯凡　錢　龍骨　錢　蚊蛤　錢　海螵蛸　錢　燈心灰　三錢

蛇壳灰三钱　西月石三钱　胭脂绵一卜　冰片卜　麝香卜

共為粗

细末

一粒金丹　又名代刀散

麝香三卜　冰片三卜　蝎梢廿个　蜈蚣十条　斑毛卅只　蟾酥一钱

用麻油煎膏為丸如麻

子大貼一丸瘡口即破

消瘤散

寒水石煅　爐底灰　梗灰

右三味等分為末用鹼水調搽既潰後用生藥

八將拔疔散　治翻唇疔及頭面一切疔毒

蜈蚣三条炙　全蝎三条　天虫三条炙　靈磁石三分　西黄一分五厘

蟬衣七只　麝香下　冰片下

共為極
細末

立消散 外科不用刀針立刻見効主治發背癰

西月石 五下 硇砂 八下 月黄 八下 即藤黄 血竭 七下 蜈蚣 一条

蟾酥 五下 掃盆 五下 麝香 半下 江子肉 七粒

共為末收貯放
膏藥上貼之

一貼粘消散　一名混玄太乙萬靈丹
專治陰疮貼之起泡刺破出水即愈如不愈
即稍鬆易處
再貼可也

蝎尾〥个炒研　斑毛廿个　蜈蚣一条炒研　山甲〤炒研　乳香〤去油

沒葯〤去油　蟾酥〤　辰砂〤　冰片刀卜　麝香刀卜

右葯共研細末用麻油丹並滚湯浸蟾酥待化之後將眾
葯末打和為丸用時研碎貼患處起泡取効

一柱頂天膏
治無名腫毒秘方

毛栗子灰 一斗

用石灰水浸布袋絞去渣煎膏入磁瓶用黃占封口每遇

發疽搭手大疽努甚筆蘸膏敷四圍即能收束不沿開

龍衣膏

治搭扶頭甚効

先將黑葯內攤一層剪蛇殼如錢大反貼膏上再將葯

內攤設蛇殼用胆凡一小塊或青鹽納入瘡口膏葯蓋上

四圍用棗枸舊罐杵細研并

加麵雞蛋白調敷亦可以

珠黄散　小兒一切胎毒赤遊丹猴猻府大人楊梅瘡均可治之

甘中黄 〣　銀花炭 〣〤〡　燈芯灰 〇厘　雄黄 〡　真西柏 〇〡

真犀黄 〥〡　上濂珠 〇〡另研　冰片 五厘

右药共為细末另用菉豆湯送下〇五厘如楊梅瘡用土茯苓煎湯送下大人一二分亦够

朱象散　常治陽明实热牙府臭穢腐爛服之神効

生石膏 〤　生甘草 〣　飛辰砂 〧〡

共為細末蘆根湯調
服每服三四錢為率

大珠黄散　治小兒胎毒赤遊二症

濂珠卜　西黄卜　川連末卜　銀花炭二卜　辰砂卜
冰片二厘　人中白二卜　箱黄没二卜

石葯共為細末每服一分五厘銀花露調服用芦根湯調
空天需隔湯燉溫服

小珠黄散 治小兒胎毒諸瘡

飛辰砂五厘 甘中黄三分 銀花炭三分 冰片二厘 燈心灰三厘

箱黄末三分 生川柏一分 水飛滑石四分

共為細末分作五服每日蘆根湯或乳汁調下天宜嫩些温服之如些甚者每服犀角一分磨冲如泄瀉甚者去箱黄末每加川連三分咳嗽去冰片每加川貝末三分

真酥散 治耳菌此藥點上疼痛異常

蟾酥 不拘多少切薄片

晒乾研末燒酒化點上即爛去後用長肉藥此治外耳門菌則可如鼻內竅出血須用古方硇砂散兼治鼻痔

信棗散 治走馬疳

大烏棗 七枚

剖開去核每个裝入紅信一小塊麻綿紮好炭火燒至烟尽為度待冷研至細末加冰片五分先用米泔水將黑腐爛肉洗淨後搽此藥在疳上去腐生新甚效如神

喉疮代刀散　治乳蛾癰膿成不穿

指甲二三寸用双红纸包焚上烧灰成性　胆星三分　冰片五厘　辰砂少許

先將脂甲灰研為细末後入三味研成極细吹患處少頃即潰出膿血

冰硼散　治牙癰乳蛾喉痛

西月石丹　青黛五分　篩用

二味研细加黄瓜霜一錢研和再入冰片五分　研極细末收磁瓶聽用

又珠黃散 一名冰涼散
吹口府藥

人中白 〦卜〡 滾水漂 淡煅
滴乳石 八卜〡 〤水石 亦可
龍骨 一分五厘

煅三味先 研極細

薄荷末 〦卜〡 西菓
黃柏末 五分
粉兒茶 〦卜〡 炙如焦黑 揀出去之
冰片 〤卜〡

白芷末 〡卜〡
飛辰砂 〤釐

共研細末撥春加犀黃琥珀收斂加珍珠隨症可用之

龍溪散 一名下馬散 専治下馬瘡黒腐

銅緑 五分 研末 水飛 元丹 一分 用灯心 灰 冰片 三分 川連末 三分

共為細末加人中白更妙

飛仙丹 専治乳蛾喉癰重舌

薄荷 三分 碧硝 用黒地扱 馬勃 一分 西月石 五分 碎金 五分 篩末用汀

蒲黄 川連 一分 冰片 五分 飛辰砂 一分 共為極細末

鳳鳴散 又名柳青散治口府

薄荷五 炙兒茶八卜 製黃柏四卜 冰片三卜 青黛五卜

川連末四卜 人中白八卜

共為細末

禁藥 一名金丹

天霜ㄋ即地硝　金粉卝汀滿黃　猪牙皂一分二厘去二頭炙口揀小堅

天虫卜揀直水洗炙　白芷卜　冰片卜　西月石不

共研極細如痰多涌塞加梅片

碧丹又名青紫状方消痰化热解毒祛风是谓良方

薄荷卜　玉丹卟汀㶉几　玄丹五厘　百草霜三厘　甘草卜

牙皂卜　冰片卜

共為細末若治喉風配合金丹碧丹二三分加西黃更妙

秘傳藥梅方

治牙痛舌口瘇痛一切喉症極妙四月間揀極大青梅二十个青鹽醃至五月五日去核入後入藥打爛

川芎　羌活　防風　黃芩　白芷

各一兩為末正當午時和勻拌入磁罐內聽用

遇症用藥一錢捻在患處立癒

華陀先師喉症方 一名開金鎖

金鎖銀開 刁 天虫 三条揀直 蒲黄 三卜 西月石 4

鴨嘴胆凡 三卜 冰片 三卜 長馬牙硝 三卜

共為细末聽用磁瓶收藏遇一切咽喉急症吹三管立刻吐出風痰後服煎剂土牛膝不拘多少清水洗去泥打爛取汁去渣细篩濾過澄去清水晒乾研末即金鎖銀開也

奪命丹

治喉科各症或时氣纏喉風或為風痰壅腫閉塞吞水不下牙關緊急不省人事诸危險之症

雄黄〥　藜蘆〥　牙皂〦去皮炒薰　桔凡〥　飛黄丹〦

共爲細末用芦管吹入左右鼻孔

須臾牙關自開吐出風痰而愈

秘傳吹喉藥方

治喉科各症咽喉腫塞呑吐有碍等至病痧如神

蜘蛛二ケ燒灰　明凡〥　麝香少許　百草霜〧

共爲細末用芦管吹於鼻孔

製鎗硝法 即提脆玉

揀明淨長馬牙屑即名鎗硝每片用白蘿蔔二斤切片加水同煮蘿爛去渣放霜提一次去水晒乾再以甘草湯煮提一次去水晒乾要須臘天晴製愈久愈妙

製黃瓜霜法

揀直老黃瓜一条用筋戳去穰之處安去水用鎗硝杵細裝滿仍用蓋竹針扦好再用麻線做網絡掛在簷前出風處次日外皮起霜輕々掃下晒乾聽用如皮出水將硝傾出再換黃瓜裝入

製川黄柏法

以川黄柏切片每柏片兩用荆芥兩甘草錢水一碗煎濃汁半碗以柏片浸數日候軟取起攤瓦上慢火炙至如金黄色如焦黑去之再將白蜜湯洗一次晒乾末聽用

製梅礬法

用青梅圓大而脆者切下蓋挖去梅核不可碎破以明礬末捺足在肉仍以蓋蓋好竹釘釘之過宿明晨放炭火中煅至

梅咸灰燼熱去梅炭淨則用其礬鬆白如膩粉味極平收磁瓶聽用

製人中白法

取多年溺垽一斤同尿壺水浸滿置炭火上盃滾傾去水如盃六七次臓氣盡去再用鹽泥封固煅火煅之約半日取熱冷定時溺罷內人中白淡紅色置地出火毒用之近來多年溺器難取用尿盆內浸石膏外垢剝下滾水泡浸數次去臭氣瓦上煅用亦可

製硝礬法

又名玉丹以人乳製更妙

明凡鎗硝硼砂各等共和一處研細逐漸投入傾銀罐內用桴炭熾烊投畢直待鋪起罐口高發如饅頭而上然後架起炭大燒至乾枯為度用淨瓦一片蓋罐口一時取起連罐覆於地白收貯聽用時加冰片少許然丹輕鬆橫紋者佳若堅實有豎紋者不堪用也初起熾時火宜緩亦不宜太緩恐使僵硬不易落化不致豎紋矣後熾時必用武火為妙如未落化盡須盡投入亦致豎紋之病然丹最難調度須宜多製愈久更妙

楊氏喉症諸藥別名

真珠 圓明
冰片 龍腦 玉香
西黃 丑金
馬勃 紫電
琥珀 紅脆

龍骨 辰玉
硃砂 赤玉
兒茶 紫玉
蒲黃 碎金 金粉
提硝 琥玉 碧丹

黃柏 片金
煉凡 玉丹
梅凡 雪梅
月石 軟玉
牙皂 烏龍

白芷 香草
薄荷 涼艸
黃連 苦艸
甘艸 甜草
青黛 青宾

銅綠 綠霜
胆凡 石胆
枯礬 枯玉
滴乳石 滴玉

百草霜 黑霜
手指甲 筋餘
燈心灰 揺圓 玄丹

治馬鈴痠方 结塊未潰

川貝 錢 生軍 錢 青黛 錢 天虫 錢 白天龍 七条

右药共研细末敷之

戒烟神方 録印光法师文鈔

甘草 八錢 川貝母 錢 杜仲 錢

右药三味用清水六斤熬至一半将药用布去渣加入好
红糖一斤成膏每次服三钱温水冲下
服法初三天每药膏丹加入烟刁第四五六天一两药加
烟个第七八九天丹药加烟卜第十十一十二天一两药
加烟卟第十三十四十五天一两药加烟下第十六十七
十八天一两药加烟下十八天後每两药加烟下再服七
天以後不须加烟服後完然膏其瘾自断并无难受及一
切毛病真奇方也服药时忌食酸味

傷寒指下活人秘書

傷寒指下活人秘書

該書爲中醫傷寒著作，原題『芙蓉城山人著』。今考此書主體爲明陶華《傷寒家秘的本》（約一四四五），并增補陶華《傷寒明理續論》及其他明代醫家若干言論。其抄成年代爲清順治間前後。

形制

索書號一四二八二六。存二册，不分卷。書經修補成金鑲玉式，高二十七點八釐米（含上接鑲二點三釐米，下接鑲一點七釐米），寬十七釐米。每半葉十行，行二十四字。無邊框行格。楷書工抄。

裝訂後藍色封面，無書名。内有原抄本兩個封面，封一左上正楷書名爲『傷寒指下活人秘書』，有兩方陽文朱印：『五福五代堂古稀天子寶』『輔國公卓』。封二左上行書『傷寒秘書』，有三方陽文朱印：『五福五代堂古稀天子寶』『載卓之印』『金華朱顔珍藏』。全書『常』字不避明光宗諱，『虛』『玄』不避清諱。

内容提要

正文卷首題署爲『傷寒指下活人秘書/芙蓉城山人著』。此抄本書名及作者名均不見明清書志著録，故真實責任人生活時代不詳。該書内容主體乃取自明陶華（節庵）《傷寒家秘的本》，部分病證篇之後的『續論』取自陶華《傷寒明理續論》。在上述二書的基礎上，抄者又略加增補或删節，并有若干眉批。

陶華（一三六九至一四六三），字尚文，號節庵道人，餘杭（今屬浙江）人，爲明前期著名傷寒學家。明永樂間曾官餘杭訓科，宣德年間致仕[一]。《明史·藝文志》著録『陶華《傷寒六書》六卷、《傷寒九種書》九卷、《傷寒全書》五卷』[二]。陶氏撰《傷寒六書》（六種

〔一〕見《餘杭縣志》，轉引自方春陽：《中國歷代名醫碑傳集》，北京：人民衛生出版社，二〇〇九年，第四二二頁。

〔二〕〔清〕張廷玉等撰：《明史》卷九十八《藝文三》，北京：中華書局，一九七四年，第二四四六頁。

子書，每書一卷），其中第二卷爲《傷寒家秘的本》，第六卷爲《傷寒明理續論》，其成書年在明正統十年（一四四五）前後。《傷寒家秘的本》以討論脉、證、治法爲主，與臨床診治緊密結合，故『芙蓉城山人』取此書爲主體，再更换書名。

該書正文及眉批中增補的若干論説，可見於《活人書》（宋朱肱）、許學士（宋許叔微）、成無己（金代醫學家）、《直格》（金劉完素《傷寒直格》）、東垣（元李東垣）、戴氏（明初戴元禮《秘傳證治要訣及類方》）、陸文定等，其中取自『陸文定』者最多，達十餘處。查古代醫家并無此人，但明代陸樹聲（一五〇九至一六〇五）卒謚『文定』，後人稱其爲『陸文定公』。陸樹聲爲松江華亭（今屬上海市）人，乃明嘉靖、萬曆間大臣，官至禮部尚書，所撰之書較多，與醫相關者有《病榻寤言》，却無傷寒專著。明弘治（一四八八至一五〇五）間陸彦功撰《傷寒類證便覽》十二卷（一四九九），其書性質與《傷寒家秘的本》最接近，却不明陸彦功是否即『陸文定』，待考。

明代傷寒之學以陶華影響最廣，其書重在傷寒脉證診治。至明末方有執（中行）《傷寒條辨》、清初喻嘉言《尚論篇》等著作才以詮釋《傷寒論》條文爲重心，傷寒之學爲之一變。但《傷寒指下活人秘書》未見引用此類傷寒言論，故從其學術内容來看，此書當爲明中晚期的作品。

關於此抄本的年代，國家圖書館鑒定爲清抄本，且將其成書年附繫於一六六一（順治十八年）。揣測其依據，可能是該抄本的『虛』字多數未改作『虚』，且『玄』字及含『玄』字者均不缺末筆，這是清順治前後（清初至康熙前半期）抄本的特點。彼時清朝初立，尚無避諱之規，因此將此抄本年附繫於一六六一年不無道理。此書有句讀、圈點、眉批、旁注，無塗抹修改，似非稿本，而類轉抄本，故該抄本的抄寫之年當晚於其撰成之年。

著録及傳承

該書未見明清書志記載。《中國中醫古籍總目》首次著録（書序號〇〇九六一）：『傷寒指下活人秘書／（清）芙蓉城山人撰／清抄本』，成書年附繫於一六六一[一]。此書有『五福五代堂古稀天子寶』印，此印爲乾隆帝寶璽，鎸於乾隆四十九年甲辰（一七八四）。將該抄本所鎸此印與原印拓片比對，可知乃後世仿刻。該抄本還有『輔國公卓』『載卓之印』，即奉恩輔國公愛新覺羅·載卓（一八四九至一九〇七），爲奕湘第三子。據此，該抄本似曾爲載卓收藏。『金華朱顔珍藏』一印，表明此書最後的私人收藏者爲原中醫研究院朱顔（一九一三至一九七二）。

［一］薛清録主编：《中國中醫古籍總目》，上海：上海辭書出版社，二〇〇七年，第八六頁。

傷寒指下活人秘書

傷寒秘書

五福五代堂古稀天子寶

傷寒指下活人秘書

芙蓉城山人著

陶節菴先生曰、治傷寒業擅專門、誠為重寄、論死生易如展掌、利莫苟圖、雖証緩可取方、傷寒專用活法、較今庸俗治傷寒一二日、不問屬虛屬實、而便用麻黄桂枝之類汗之。三四日、不問在經在府、而便用柴胡之類和之。五六日、不問在表在裏、而便用承氣之類下之。以致內外俱虛、變症蜂起。大抵病人表裏虛實不同。邪之傳變有異。豈可以日數為准。蓋風寒初中人無常、或入於陰。或入於陽。事無定體。非但始太陽、終厥陰也。或有自太陽始。日傳一經。六日傳至厥陰。邪氣衰。不傳而愈者。或有不罷再傳者。或有即傳者。或有間經而傳者。或有傳至二三經而止者。或有始終只在一經者。或有越經而傳者。或有初入太陽不作鬱熱。便入少陰而成真陰証者。或有直中陰經而成寒証者。或有証變者。或有脉變者。或有取証不取脉者。或有取脉不取証者。仲景云、日數雖多、但有表証而脉浮者、尤宜汗之、日數雖少、但有裏証而脉沉者、尤宜下之。切不可執定一二日發表、三四日和解、五六日方下。此庸醫執死法也。務俾審脉驗証辯名定經。一一親切無疑。方可下手。真知其為表邪而汗之。真知其為裏邪而下之。真知其為直中而溫之。如此而汗。如彼而下。又如彼而溫。桂枝。承氣。投之不錯。姜附。理中。發而必當。七劑少差。死証立見。可不深思而熟慮哉。仲景取方立論甚嚴。曰可溫。曰可汗。曰少與。曰急下。與夫先溫其裏乃攻其表。先解其表乃攻其裏。得其綱領者不難也。嗟夫常病用常法誰人不知。設有感冒非時暴寒。而悞認作正傷寒者。有勞力感冒寒邪。而誤認作真傷寒者。有雜証類傷風。而誤認作傷寒治者。有直中陰經真寒証。而誤認作傳經之熱証者。有濕熱病。而認作正傷寒治者。有暑証而誤認作傷寒治者。有如狂而認作發狂者。有血証發黃而誤認濕熱發黃者。有蚊迹而認作發班者。有動陰血而認作鼻衄者。有譫語而認作狂言者。有獨語而認作鄭聲者。有女勞復而認作陰陽易者。有短氣而認作發喘者。有痞滿而認作結胸者。有心下硬痛。下利純清水。而俗呼為漏底者。有噦而誤認乾嘔者。有併病而認作合病者。有正陽明腑病而認作陽明經病者。有太陽証無脈。而便認死証者。有裏惡寒。而認作表惡寒者。有表熱而認作裏熱者。有陰發躁而認作陽証者。有少陰病發熱。而認作太陽証者。有標本全不曉者。此幾件中世不相認者。比比然乎。胸中若不証脈講明。論方得法。一槩妄治。此殺人不用刃耳。

傷寒秘要脈証指法

傷寒之脈。以浮。大。動。數。滑。為陽。沉。濇。弱。弦。微。為陰。吾專以浮。中。沉。三脈候而治之。察其陰陽表裏虛實寒熱。如見其肺肝然。無

雜証以弦為陽傷寒以弦為陰雜証以緩為弱傷寒以緩為和。

陰陽俱盛緊濇者寒陽浮而滑陰濡而弱此名傷風

所逃其情矣。既云傷寒。則寒邪自外入內而傷之。其入則有淺深次第。自表達裏。先入皮膚肌肉。次入筋骨腸胃。以此推之。而不難也。原風寒初入。必先太陽、寒水之經。此經本寒、標熱。便有惡風、惡寒、頭疼、發熱。蓋寒鬱皮毛。是為表証。若在他經。則無此証矣。脈若浮緊無汗為傷寒。用麻黃湯以發之。得汗為解。脈若浮緩有汗為傷風。用桂枝湯以散邪。汗止為解。若無頭疼惡寒。脈又不浮。此為表証罷而在中。中者。即半表半裏之間也。乃陽明、少陽之分。脈又不浮不沉。在乎肌肉之間。謂皮膚之下。然則有二焉。若微洪而長。陽明脈也。外症則目痛鼻乾。不眠。用葛根以解肌。脈弦而數。少陽脈也。其証胸脇痛而耳聾。寒熱嘔而口

正陽明腑病

喦。如見此証此脈。便以小柴胡和之。蓋陽明少陽二經不從標本。從乎中也。過此邪入裏為熱實脈不浮而沉。沉則按之筋骨之間。方是。若是脈沉實有力。外証則不惡風寒。而反惡熱。譫語。大渴。或潮熱自汗。或揚手擲足。揭去衣被。五六日不大便。明其熱入裏。而腸胃燥實也。輕則大柴胡湯。重則三承氣選用。大便通而熱愈矣。若脈來沉遲無力。此為直中陰經。真寒証之陰脈其証無頭疼。無身熱。初起止則怕寒。手足厥冷。或戰慄踡臥不渴。兼之腹痛嘔吐泄瀉。或口出涎沫。面如刀刮者。乃陰經自中之寒。不從陽經傳入。輕則理中湯。重則姜附四逆以溫之。其中緊要關節。吾再表而出之。太陽者陽証之表。陽明者陽証之裏

仲景云脈濡而緊
濡則胃氣微緊則
榮中寒陽微胃中

少陽者二陽三陰之間太陰少陰厥陰又居於裏總而謂之陰証然三陰俱是沉脈妙在指下有力無力中分有力者為陽為實為熱無力者為陰為虛為寒最為切當如腹滿咽乾屬太陰舌乾口燥屬少陰煩滿囊縮屬厥陰此三者俱是陽經傳入陰經之熱証脈見沉實有力急當攻裏下之如其下後利不止身疼痛脈反沉細無力又當救裏溫之此權變之法也三陰傳經熱証與三陰直中寒証脈雖沉而有力無力所別証有異而治各不同是其大法也歟

按仲景云寸口脈微名曰陽不足陰氣上入陽中則灑淅惡寒也尺脈弱名曰陰不足陽氣下陷入陰中則發熱也陽脈浮陰

風發熱而惡寒栗緊胃氣冷微嘔心内煩醫為有大熱解肌而發汗亡陽虛煩躁心下苦痞堅表裏俱虛竭卒起而頭眩客熱在皮膚悵怏不得眠不知胃氣冷緊寒在關元醫不溫胃反為有熱解脈解肌發汗誤矣

脈弱者。則血虛。血虛則筋急也。其脈沉者。榮氣微也。脈浮而汗出如流珠者。衛氣虛也。脈藹藹如車蓋者。名曰陽結也。脈纍纍如循長竿者。名曰陰結也。脈瞥瞥如羹上肥者。陽氣微也。脈縈縈如蜘絲者。陽氣衰也。脈綿綿如瀉漆之絕者。亡其血也。脈來緩。時一止復來者。名曰結。脈來數。時一止復來者。名曰促。脈陽盛則促。陰盛則結。陰陽相搏。名曰動。陽動則汗出。陰動則發熱。形冷惡寒者。此三焦傷也。若數脈見於關上。上下無頭尾。如豆大厥厥動搖者。名曰動也。陽脈浮大而濡。陰脈浮大而濡。陰脈與陽脈同等者。名曰緩也。弦者。狀如弓弦。按之不移也。緊者。如轉索無常也。浮而緊。按之反芤。此為本虛。故當戰而出汗也。浮而

既數矣何以云微既微矣何以數為浮數微作三箇人看觀下文便見

數按之不芤。此人本不虛。若欲自解但汗出耳不發戰也。脈大而浮數故知不戰。汗出而解也。其脈自微者。此曾經發汗。若吐、若下、若亡血、以內無津液。此陰陽自和。必自愈。故不戰。不汗出而解也。傷寒三日、脈浮數而微。病人身涼者。此為欲解也。解以夜半。脈浮而解者。濈濈汗出也。脈數而解者。必能食也。脈微而解者。必大汗出也。寸關尺三處。大小浮沉遲數同等。雖有寒熱不解者。此陰陽和平。雖劇當愈。若脈洪而浮身汗如油喘而不休。水漿不下。形體不仁。乍靜乍亂。此為命絕也。又諸脈浮數當發熱而灑淅惡寒。若有痛處。飲食如常者。蓄積有膿也。此發疽之候。浮滑數疾之脈。發熱汗出而當解。若不解者。精氣脫也。必不可治

論脈浮形法主病

浮△初排指於皮膚之上輕手按之便得曰浮。此為寒邪初入足太陽經。病在表之標。可發而去之。治則有二焉。寒傷榮。無汗惡寒。用麻黄湯。風傷衛。自汗惡風。用桂枝湯。一通一塞。不可同也。

浮緊△有力。無汗。惡寒。頭項痛。腰脊強。發熱。此為傷寒。在表。宜發散。冬用麻黄湯。春夏秋皆用羌活沖和湯。

浮緩△有汗。惡風。頭項痛。腰脊強。發熱。此為傷風。在表。冬用桂枝湯。餘三時用加減沖和湯。腹痛小建中湯。痛甚。桂枝大黄湯。

論中脈形狀指病

中△按至皮膚之下。肌肉之間。略重按之乃得。謂之半表半裏証。

然亦有二焉。蓋陽明少陽二經。不從標本。從乎中也。
長而有力。即微洪脈也。此為陽明在經。其証微有頭疼。眼眶痛。
鼻乾。不得眠。發熱無汗。用葛根解肌。若渴而有汗不解。或經汗
過。渴不解者。用白虎湯加人參。無渴不可服此藥。為大忌。
弦而數。此為少陽經脈。其証胃脇痛。而耳聾。寒熱。嘔而口苦。俱
用小柴胡湯本方。自有加減法。或兩經合病。則脈弦而長。此湯
加葛根芍藥有神。緣膽無出入。有三禁。不可汗吐下 止宜和解表裏

論沉脈形狀指法主病

沉。重手按至肌肉之下。筋骨之間。此為沉脈。亦有二焉。陰陽寒
熱在沉脈中分。無人知。此實秘訣耶。

沉數有力則為陽明入裏表証解而熱入於裏惡寒頭痛悉除反覺怕熱欲揭衣被揚手擲足譫語狂妄燥渴或潮熱自汗五六日不大便輕則大柴胡湯重則三承氣湯選用

沉遲無力為寒外証無頭疼無身熱不渴初起怕寒厥冷倦卧蕪或腹痛吐瀉或戰慄面如刀刮或口吐涎沫皆是陰經自中真寒証輕則理中湯重則姜附四逆湯溫之

傷寒至沉脈方分陰陽仔細體認下藥不可造次

辨脈雖浮亦有可下者脈雖沉亦有可汗者

夫脈浮當汗脈沉當下固其宜也其脈雖浮亦有可下者謂邪熱入府大便難也大便不難豈敢下手其脈雖沉亦有可汗者

謂少陰病身有熱也假若身不發熱豈敢汗乎此取証不取脈也

論風傷衛氣寒傷榮血辨

蓋風則傷衛氣寒則傷榮血者緣氣本屬陽風屬陽陽則從陽故傷衛氣陽主開泄皆令自汗故用桂枝湯辛甘溫之劑以實表血本屬陰寒屬陰陰則從陰故傷榮血陰主閉藏皆令無汗故用麻黃湯輕揚之劑以發表正所謂水流濕而火就燥雲從龍而風從虎各從其類者是也

用藥寒溫辨

表既有邪則為陽虛陰盛(指邪言)溫之乃所以為陽陽有所助而長則陰邪所由以消故用辛甘溫之劑發散為陽此指發表之藥用

溫者明矣。裏既有邪。則為陰虛陽盛。寒之乃所以助陰而抑陽。陽受其抑則微。而真陰所由以長。故用酸苦之劑湧泄為陰。此指攻裏之藥用寒者明矣。陰經自受寒邪。則為臟病。主陽不足而陰有餘也。邪也 故用辛熱之劑以助陽抑陰。此指溫經之藥用熱者明矣。表有邪、不汗之。其邪何從而去。裏有邪、不下之。其邪何從而出。臟有寒、不溫之。其寒何從而除。此三者所謂用藥寒溫辨也。

傷寒暴寒溫暑勞力感冒中寒時疫治各不同論

夫傷寒二字、蓋冬時嚴寒、以水冰地凍而成殺厲之氣。人觸犯之。即時病者為正傷寒。乃有惡寒、頭痛、發熱之証。故用麻黃桂

正傷寒。

暴寒。

温暑。

從内而達表也。非竟無表也。不然冲和湯之用謂何。

枝發散表中寒邪、自然熱退身凉、有何变証。如或頭疼惡寒、表証皆除。而反見譫語、怕熱、燥渴、大便秘者、以法下之。大便通而熱愈。有何怪証。其春夏秋三時、雖有惡寒、身熱、頭疼、亦微、即為感冒非時暴寒之輕、非比冬時正傷寒為重也。如冬感寒不即病、伏藏於肌膚、至春夏時、其伏寒各隨時氣改变、為温、為熱者。因温暑將發、又受暴寒、故春变為温病。既变之後、不得復言其為寒矣。仲景有云、發熱不惡寒而渴者、其理可見温病也。暑病亦然。比之温病、尤加熱也。不惡寒、則病非外來。渴則明其熱自内達表。治温暑、大抵不宜大發汗。過時而發、不在表也。其伏寒至夏又感暴寒、变為暑病。即熱病也。緣其温熱二症、從冬時伏寒所化總曰傷寒所發之時既異治之不可混也若言四時俱是正傷寒者非也此三者皆用辛涼之劑以解之若將正傷寒之藥通治之定殺人矣辛涼者羌活冲和湯是也兼能代大青龍湯治傷寒見風傷風見寒為至穩一方可代三方危險之藥如坦夷其神乎哉若表解而裏証具者亦以法下之無惑又傷寒汗下後過經不愈者亦溫病也已經汗下亦不在表也隨病制宜凡有辛苦勞役之人有患頭疼惡寒身熱加之骨腿酸疼

勞力感冒

微渴自汗脈雖浮大而無力此為勞力感寒用補中益氣湯兼辛溫之劑為良經云溫能除大熱正謂此也若當和解者即以小柴胡加減和之下証見者即以本方加大黃微利之切勿過

中寒。用猛烈、其害非細。若初病無身熱、無頭疼、便就怕寒。厥冷、腹痛、嘔吐、泄瀉、脈沉遲無力。此為直中寒証。宜温之。

時疫。疫癘者。皆時行不正之氣。老幼傳染相同者是也。與前温暑治又不同。表証見者。人參敗毒散。半表裏者小柴胡。裏証具者大柴胡下之。無以脈診。以平為期。

兩感傷寒誤治論

傷寒兩感者陰陽雙傳也。雖為必死之証。復有可救之理。活人書先救裏以四逆湯。後攻表以桂枝湯。殊不知仲景云太陽與少陰病。頭疼、惡寒。邪在表。口乾而渴。邪在裏。陽明與太陰病身熱、目痛。邪在表。不欲食、腹滿。邪在裏。少陽與厥陰病耳聾、脇痛、寒熱而嘔、邪在表、煩滿、囊縮、邪在裏、三陽之頭痛、身熱、耳聾、脇痛、悪寒而嘔、在表者。已自不可下之。其三陰之腹滿、口渴、囊縮、譫語、便實、在裏者。可不下乎。活人書引下利、身疼痛、虚寒、救裏之例、向欲施之於煩滿、囊縮、實熱之証、可乎。蓋仲景所謂發表者。葛根麻黄是也。攻裏者。調胃承氣是也。活人書卻謂救裏則是四逆。攻表則是桂枝。豈不相悖。若用四逆。是以火濟火。而腹滿。囊縮。等証。何由。而除臟腑。何由。而通榮衛。何由。而行。故死者可立而待也。學者不可執一定之法於胸中也。

傷寒合病併病論

合病者、兩經、或三經、齊病不傳者為合病。併病者。一經先病未盡。又過。一經。之傳者。為併。病若併而未盡。是傳未過。尚有表証。法當汗之。若併之已盡。是謂傳過。法當下之。是知傳則入府。不傳不入府。言其有傳受如此也。三陽互相合病。皆自下利。太陽陽明合病。主葛根湯。太陽少陽合病。主黄芩湯。少陽陽明合病。主承氣湯。三陽合病。無表症者。俱可下。但三陽經合病。仲景無背惡寒語句。雖則有口燥渴心煩背微惡寒者。乃屬太陽症而非三陽合病也。

少陰症似太陽太陽脈似少陰為反用藥不同論

均自脈沉發熱。以其有頭疼。故為太陽病。脈當浮。今反脈不浮而沉者。以裏虛久寒。正氣衰微所致。今身體疼痛。故宜救裏使正氣內強。逼邪外出。而乾姜生附。亦能出汗而解。假若裏不虛寒。則見脈浮而正屬太陽麻黃症也。均自脈沉發熱。以其無頭疼。故名少陰病。當無熱。今反寒邪在表。但皮膚鬱閉而為熱。如在裏無熱。故用麻黃細辛以發表間之熱。附子以溫少陰之經。假使寒邪在裏。則外必無熱。當見吐利厥逆等症。而正屬少陰四逆湯症也。以此觀之。表邪浮淺。發熱之反尤輕。正氣衰微。脈沉之反為重。此四逆為劑。不為不重。於麻黃附子細辛湯也。可見熟附配麻黃。發中有補。生附配乾姜。補中有發。所謂太陽少陰脈沉發熱。雖同而受病有無頭疼。與藥用自別。故併言之耳。

陰陽寒熱二厥辯

夫陽厥者。先自三陽經氣分因感寒邪。起於頭疼發熱惡寒。已後傳入三陰血分。變出四肢厥冷乍溫大便燥實譫語發渴揚手擲足不惡寒反怕熱脈沉有力。此見傳經熱症。謂之陽厥陽極發厥者。即陽症似陰。外雖有厥冷。內有熱邪耳。蓋因大便結實失下使血氣不通。故手足乍冷乍溫也。如火煉金熱極金反化水水寒極而成冰。反能載物。厥微熱亦微。四逆散。厥深熱亦深。大承氣。正謂亢則害。其物承迺制其極也。若進熱藥。如抱薪救火矣。夫陰厥者。因三陰經血分自受寒邪。初病無身熱。無頭疼。就便惡寒。四肢厥冷直至臂頸以上。過手肘膝不溫引衣踡臥不渴。或腹痛吐瀉。或戰慄面如刀刮。口吐涎沫。脈沉遲無力

此為陰經直中真寒症不從陽經傳入謂之陰厥也輕則理中湯重則四逆湯溫之勿令悞也

結胷痞滿辯

傷寒結胷者因下早而成未經下者非結胷也乃表邪傳至胷中未入於府証雖滿悶尚為在表正屬少陽部分只消小柴胡加只桔以治其悶如未效則以本方對小陷胸一服豁然若因下早而成者方可用陷胸湯分淺深從緩而治之不宜太峻此乃清道至高之分若過下之則傷元氣也

陸文定言未經下而有結胸痞氣之狀者此或痰或食氣痰者當以導痰湯倍只吉蔞仁竹瀝姜汁之類氣者小柴胡加只實青皮吉梗食者用調中飲以消之

傷寒伏陰脈大論用藥之悞

夫病身不熱頭不疼初起怕寒四肢厥冷腹痛嘔吐泄瀉踡卧

沉默不渴、脈來沉遲無力人皆共知為陰症必矣。至於發熱面赤。煩燥。渴去衣被。脈大人皆不識認作陽症悞投寒藥死者多矣。殊不知陰証。不分熱與不熱。須憑脈下藥。至為切當。不問脈之浮沉大小但指下無力、重按全、無便是伏陰。不可與凉藥。服之必死。急與五積散一服通解表裏之寒。隨手而愈。若内有沉寒。必須姜附以温之。脈雖洪大按之無力、重按全無者陰脈也。若將伏陰之脈。而悞作熱症。用凉藥治之。則渴愈盛。而躁愈急。豈得生乎。此取脈不取症也。

傷寒伏脈辯

夫頭疼、發熱、惡寒、或一手無脈。兩手全無者。庸俗以為陽症。得陰脈。便呼為死証者不治。殊不知此因寒邪不得發越。便為陰伏。故脈伏。必有邪汗也。當攻之。又有傷寒病至六七日以來別無刑尅証候。或昏沉冒昧。不知人事。六脈俱靜。或至無脈。此欲正汗也。勿攻之。此二者便如久旱將雨。六合陰晦。雨後庶物皆甦。換陽之吉兆。正所謂欲雨則天鬱熱。晴霽天乃反涼。理可見也。當攻者。發汗冬用麻黃湯。三時用羌活冲和湯。勿攻者。止汗五味子湯。各有治法。當謹記之。

傷寒言症不言病論

夫証之一字、有明証見証對証之義存。且如婦証姦。而贓証盜。刃証殺。而病對症。不得辭而無所逃。其情矣。人之心肝脾肺腎、藏而不見若夫耳目口鼻舌則露而共見者也五臟之病人焉知之蓋有諸中必形諸外肝病則目不能視。心病舌不能言。脾病口不知味。肺病則鼻不聞香臭。腎病則耳不聽聲。以此言之。其証最親切矣。其太陽經受病証出頭疼身熱悪寒。一或傷之本經之証見矣。將此首經論之。餘經不言可知。

傷寒傳足不傳手經論

蓋傷寒者乃冬時感寒即病之名冬乃坎水用事其氣嚴凝凜冽水冰地凍在時則足太陽少陰正司其令。觸冒之者則二經受病。其次則足少陽厥陰繼冬而施春令而亦受傷者蓋風木之分起於大寒節正當十二月至春後方行溫令。故風寒亦能傷之足陽明太陰中土也與冬時無預而亦受傷者土無定位無成名無專氣寄旺於四時終始於萬物則四時寒熱温凉之氣皆能傷之也況表邪傳裏必歸於胃而為燥屎用承氣下之胃氣和矣手之六經主於夏秋故不傷也足之六經蓋受傷之方分境界也若言傷足不傷手則可以為傳足不傳手則不可

補傷寒至五六日間漸變神昏不語或睡中獨語一二句目赤唇焦舌乾不飲水稀粥與之則嚥不與不思六脈沉數而不洪心下不痞腹中不滿大小便如常或傳至十日以來形如醉人此熱傳手少陰心經也心火自上而逼肺所以神昏也枝子黄芩黄連湯若在丙者導赤散在丁者瀉心湯若脈浮

沉、俱有力者、是丙丁俱有熱也。導赤瀉心各半服之。此膀胱傳丙足傳手經也。名曰越經傳。

急下急溫論

急下急溫者、蓋病勢危篤、將有變也、非若常病可緩、如少陰口燥舌乾而渴、因邪熱內消、腎水將絕、固當急下。以救腎家將絕之水。少陰病自利純清水、心下硬痛、口燥渴者、急下之。少陰病腹脹硬痛、或遶臍痛、不大便、土勝水也。急下之。陽明汗多熱盛、恐胃汁乾、急下以存津液。陽明病腹滿痛、為土實、急下之。熱病目不明、熱不止者、多死、目睛不明、腎水已竭、不能照物、則已危矣、急宜下之。五者、俱大承氣湯。少陰急溫有二證。內寒已盛、陽和之氣欲絶、急温之。少陰膈上有寒飲、乾嘔、不可吐。急温之。四逆湯。此急救之功也。

傷寒標本論

夫標本不明、如瞽者夜行、無路而可見也。原標者、病之稍末、本者、病之根本。先受病為本。次受病為標。標本相傳、先以、治其急者。此良法也。假如先起頭痛、悪寒、就為本。已後發熱為標。此受病之標本也。餘皆倣此。又脉之標本者。假如浮、沉、為本。虚實為標。此脉之標本也。

治傷寒看証法則

凡看傷寒、先觀兩目、或赤、或黄、或赤為陽毒、六脉洪大有力燥

直格云傷寒汗後汗出不解或反不汗脈尚浮者白虎加蒼朮湯又云傷寒下之自汗虛熱不已白虎加蒼朮人參一服如神汗止身涼此通仙法也如此則汗下之後熱不退不問有汗無汗宜白虎加蒼朮解之又加人參亦好仍服解毒合涼膈調之經云三下而熱不退者即死切不可再下當依前涼膈調之便陽熱除退陰脈漸生

渴者。輕則三黃石羔湯。重則大承氣。黃為疸症。如小水不利。或赤。無小腹脹滿不痛。渴而大便實。脈來沉實有力者。為濕熱發黃。輕則茵陳五苓散。重則茵陳湯。分利小水清白。黃自退矣。次看口舌有無胎狀。如見滑白色者。邪未入府。屬半表半裏證。宜小柴胡和解。舌上黃胎者。胃府有邪熱也。宜下之。調胃承氣湯。大便燥實。脈沉有力而大渴者。方可下。便不實。脈不沉微渴者。未可下。尤宜小柴胡湯。舌上黑胎生芒刺者。是腎水尅於心火。十有九死。急用大承氣下之。無疑矣。此邪熱已極也。已後。以手按其心胸至小腹有無痛處。若按之當心下硬痛。手不可近。燥渴譫語。大便實。脈來沉實有力。為結胸證。急用大陷胸湯加枳桔下之量元氣虛實宜從緩治若按心胸雖滿悶不痛尚為在表未入乎府乃邪氣填於胃中只消小柴胡枳桔以治其悶未効本方對小陷胸一服如神若按之當心下脹滿而不痛者宜瀉心湯加只桔是痞滿也以手按之小腹若痛而小水自利大便黑兼或身黃譫妄燥渴脈沉實者為畜血桃仁承氣下盡黑物則愈若按之小腹脹滿不硬痛小水不利即溺濇也五苓加減利之不可大利恐耗竭津液也若按之小腹遶臍硬痛渴而小便短赤大便實者有燥屎也大承氣下之

再後問其大小便通利若何有何痛處夜過服何藥方知端的務使一一明白証脈相對庶得下藥不差

凡看傷寒若見吐蛔者雖有大熱忌下涼藥犯之必死蓋胃有寒則蛔上膈大凶之兆人皆未知急用炮姜理中湯一服加烏梅二箇花椒十粒服後待蛔定却以小柴胡退熱蓋蛔聞酸則靜見苦則安矣

補凡看傷寒有口沃白沫或睡多流冷涎俱是有寒吳茱萸湯理中真武之類切忌涼藥雜病亦然或用甘溫藥補元氣四君子加附子一片血虛用仲景八味丸

凡治傷寒若煩渴欲飲水者因內水消竭欲得外水以自救大渴欲飲一升止可與一碗常令不足不可太過若恣飲過量使水停心下則為水結胸等証射於肺為喘為咳留於胃為噎為

嗽。溢於皮膚為腫。畜於下焦為癃。滲於腸間則為利下。皆飲水
多之過也。又不可不與。又不可強與。經曰。若還不飲。非其治。強
飲須教別病生。正此謂也。

凡治傷寒。若經十餘日已上。尚有表証。宜汗者。與羌活冲和湯
微汗之。十餘日若有裏証。宜下者。與大柴胡湯下之。蓋傷寒過
經。正氣多虛。恐麻黃承氣太峻。用之有亡陽不禁之悞。故有此
戒。若表証尚未除。而裏証又急者。不得不下。只得以大柴胡通
表裏而緩治之。又老弱及血氣兩虛之人。有下証者。亦以大柴
胡下之。不傷元氣。如其年壯力盛。不在禁例。

凡治傷寒。尺脈弱而無力者。切忌汗下。寸脈弱而無力者。切忌

發吐俱宜小柴胡和之

凡治傷寒若汗下後不可便用參芪大補宜用小柴胡加減和之若大補使邪氣得補而熱愈盛復變生他証也如經汗下後果是虛弱脈見無力者方可用補劑其勞力感冒不在禁補之例凡治傷暑與傷寒俱有熱若悞治之害矣傷寒則外惡寒而脈浮緊傷暑則不惡寒而脈虛經云脈盛身寒得之傷寒脈虛身熱得之傷暑治宜小柴胡湯加石膏知母或人參白虎湯天久淫雨濕令大行蒼朮白虎湯若元氣素弱而傷重者清暑益氣湯

陸文定曰凡治傷寒若病人身寒厥冷其脈滑數按之鼓擊

以此辨之則陰陽二証自明

於指下者此非真寒名陽証似陰宜寒藥下之若身熱脉沉細而疾按之不鼓擊者此非真熱陰証似陽也用熱藥溫之

傷寒表裏見証治例活法

凡治傷寒若見頭疼惡寒發熱腰項脊強脉浮者即是表証不拘日數多少便用解表藥無疑

凡治傷寒若見耳聾脇痛寒熱嘔而口苦脉弦數者即是半表半裏証不拘日數多少便用和解藥無疑

凡治傷寒若頭疼惡寒惡除反怕熱燥渴譫語揭去衣被揚手擲足發狂班黃或潮熱自汗大便不通小便短赤或胸中連臍腹注悶疼痛脉沉有力或上氣喘促即是傳裏熱証不拘日數

多少便用通利藥下無疑

若有一毫頭疼惡寒即是表症未除不可攻裏故戒曰發表不開不可攻裏此事不明殺人甚速

凡治傷寒若見初病起無頭疼無身熱就怕寒四肢厥冷或腹痛吐瀉或口吐白沫或流冷涎或戰慄面如刀刮引衣踡臥不渴脈來沉遲無力即是直中陰經真寒証急用熱藥溫之無疑

發熱

翕翕（皮毛閒熱也若合羽所覆）發熱為表熱是風寒容於皮膚（熱發越于頭面體肢）怫鬱於外表熱而裏不熱也無汗（為傷寒）脈浮緊宜發表有汗（為傷風）脈浮緩宜解肌蒸蒸（如熱熏蒸言甚熱也）發熱者為裏熱是陽邪入陷於陰中裏熱而表不熱也脈沉實而渴者宜下

之君表熱未罷邪氣傳裏裏未作實則表裏皆熱脈必弦數宜和解少陰脈沉反發熱者是未離於表也麻黄附子細辛湯如發熱（裏）煩渴小便（裡）赤脈浮（表）大者此為表裏俱見五苓散利之其陰（真氣）陽俱虛（弱也）熱不止者（邪氣勝也）汗下後復大熱脈躁亂者（正氣已脫）下利（裡虛）熱不止者（邪氣勝）皆死也

續論云脈浮（表）發熱（表）無汗而渴（裏）表未解也小柴胡加人參栝蔞湯壯熱頭疼心中煩者（熱擾於內）梔子黄芩湯汗下後有熱大汗則損氣氣損則陽微故脈虛而惡寒大下則傷血血傷則陰弱故脈濇而發熱悞汗悞下皆有此耳且陰以陽為主陽以陰為根下之亡陰矣陰無所主邪氣搏之血虛乃發熱也

看一悞字則汗下可輕擧之乎

陸云太陽病下之脈細數頭痛未止連鬚葱白湯生姜三斤葱白十四莖止二味諸証已觧無别証但頭痛亦用連鬚葱白生姜煎服發汗太過至頭疼甚宜小建中湯加川芎

頭痛

頭痛者寒邪入足太陽經上攻於頭此表証也頭痛脈浮緊無汗悪寒可發汗頭痛脈浮緩（痛在巔頂兩額角）有汗悪風宜解肌照前時令用藥陽明病不悪寒反悪熱五六日不大便胃實燥渴熱氣上攻於頭（痛連眉眶皆額齒）且脈實者調胃承氣下之少陽頭痛者（痛連耳根）小柴胡和之濕家鼻塞頭痛者瓜蒂散搐鼻黄水出即愈痰涎頭痛胸満寒熱者瓜蒂散吐之厥陰乾嘔吐涎沫頭痛者（寒氣內格）（痛引目系）吳茱萸湯主之三陽雖有頭痛不若太陽專主也三陰無頭痛惟厥陰有頭痛者是脈係絡頂巔也若痛連於腦手足俱青為真頭痛必死矣

項強

項強者太陽感邪表症也無汗脈浮緊宜發汗葛根湯有汗脈浮緩宜解肌桂枝湯結胸項強大陷胸湯寒濕項強則成痓

惡寒

惡寒者乃寒邪客於榮衛（血也氣也）則灑淅（惡風之貌 灑驚貌）惡寒雖不見風亦自惡寒欲近衣被（寒在骨髓）若發熱惡寒兼之頭痛脊強脈浮緊者邪入太陽表証也宜汗之照時令用藥若無熱惡寒體倦脈沉遲無力者寒邪入足少陰裏証也宜溫之四逆湯經曰發熱惡寒發於陽無熱惡寒發於陰或有下証悉具而微惡寒者大柴胡下之其少陰病惡寒而踡手足厥冷煩燥脈不至者死也

（仲景云發汗病不解反惡寒者虛故也芍藥甘草附子湯）

惡風

惡風者風邪傷衛、腠理不密、由是惡風。惡屬於陽。非比惡寒乃有陰陽之別者。有汗惡風。脈浮緩者。當解肌。隨時用藥。惡風發熱兼喘者。羌活冲和湯。若發汗太過。衛虛亡陽。遂漏不止。惡風脈浮者。桂枝湯加朮附。惡風小便難。四肢拘急。難以屈伸者。上同。若風濕惡風。不欲去衣。骨節痛。汗出。短氣。小便不利。身微腫者。甘草附子湯。汗後七八日不解。表裏俱熱。時時惡風。大渴舌乾燥。而煩者。人參白虎湯主之

（風勝衛氣、衛氣不固、濕勝水氣不行、濕外搏）（辛甘衛固衛散濕）

背惡寒

背惡寒者、陽氣不足。陽氣不足者。陰氣盛。陰氣盛者。口中和。附子湯。陽氣內陷者。口乾燥。白虎湯。二者俱背惡寒。宜審治之

寒熱

往来寒熱者、陰陽相勝、邪正分争也、屬少陽半表半裏証、蓋陽不足則陰邪出表而與之争、故陰勝而為寒、陰不足則陽邪入裏而與之争、故陽勝而為熱、邪居表多則多寒、邪居裡多則多熱、邪在半表半裏則寒熱相半、乍往乍来而間作也、小柴胡專主、往來寒熱、寒多者、加桂、熱多者、加大黄、是其大法也、太陽証八九日如瘧狀、一日二三度發(邪氣微也)、不嘔、清便(裡和也)、脈浮緩者(邪少則脈微)為自愈、不浮緩為未愈、柴胡桂姜湯、病至十餘日、熱結在裏、大渴、大便實、往來寒熱、大柴胡湯、若往来寒熱、胸脇滿而不痛者、半表半裏証、未入于府、小柴胡加枳桔、婦人中風七八日、續得寒熱發作

有時經水適斷為熱入血室亦用小柴胡治之（宜加當歸紅花或生地）

續論云汗下後不渴不嘔頭汗出胸膈滿小便不利寒熱往來柴胡桂姜湯熱多寒少尺脈遲者榮血不足黃芪建中湯

脈浮大寒熱往來宜祛邪

潮熱

潮熱者、屬正陽明胃府旺、於未申一日一發日晡而作如潮水之有信也專主胃中實熱燥糞使然宜下之如熱不潮大便不實而脈浮表証尚在者未可與承氣湯候大便硬而燥渴與大

自汗、譫語、潮熱者急當下之無疑矣

若潮熱於寅卯屬少陽潮熱於巳午屬太陽不可不辯

（陸文定云傷寒五六日汗吐下後不解日晡潮熱如見鬼狀循衣摸床微喘直視姑與承氣湯此証甚危但脈弦者生脈濇者死）

陸云桂枝湯。然不如那羌活冲和湯是

陸云、桂麻各半。不若小柴胡加羌防之類爲穏是 桂枝湯。又不若加減冲和尤善是

似瘧

似瘧者、一名瘧狀、作止有時。非若寒熱往来之無定也。太陽証似瘧。脉浮洪桂枝湯。不嘔清便。一日二三發。屬厥陰。脉浮緩囊不縮為自愈。如脉不浮。面及赤色有熱者。以其不能得小汗。身（得汗則和不得汗則不和和氣外）必痒（散皮膚）用桂麻各半湯。陽明似瘧。煩熱。汗出。日晡發熱。脉浮桂枝湯。脉實者。承氣湯。熱入血室。其血必結。如瘧者。小柴胡湯。熱多寒少。尺脉遅者建中湯。候尺脉不遅。小柴胡和之。温瘧、脉和平、身無寒。但熱。骨節煩疼時嘔者。白虎湯加桂。渇者。小柴胡加瓜蔞根湯。治各有異也。

無汗

無汗者寒邪中經腠理固密津液內滲而無汗也風暑濕皆令有汗惟寒邪獨不汗出太陽証無汗冬用麻黄湯春秋羌活冲和湯夏月神术湯項背強几几(音殊伸頸之貌、表實也)無汗者葛根湯陽明無汗而喘者麻黄湯脈弱無力難作汗者血虛也黄芪建中加术附湯

自汗

自汗者衛為邪干不能固密腠理踈而汗出為有表裏虛實之分若惡風寒自汗出者皆因太陽表証未解冬用桂枝湯餘月加減冲和湯若汗後惡風寒皆為表虛汗不止黄芪建中湯與夫太陽証發汗遂漏不止為亡陽术附湯若自汗出不惡寒則為表証罷而裏証實也承氣湯下之若小便自利汗出者津液

火也急下之汗出而渴小便難者五苓散利之後或汗出如油貫珠下流喘而不休者衛氣絶而不治也

頭汗

邪搏諸陽之首則汗見於頭濟頭而還也若遍身汗出謂之熱越今熱不得越而陽氣上騰津液上湊故汗出於頭夫裏虛不可下内涸不可汗旣頭有汗不可再汗也其或實熱在内小便利而大便黑爲畜血頭汗出輕則犀角地黃湯重則桃仁承氣選用熱入血室有半表裏証頭汗出者小柴胡湯發黃頭汗出小便難渴引水漿者濕也輕則茵陳五苓散重則茵陳大黃湯水結胸心下怔忡滿而微熱頭汗與其悞下濕家額上汗出（陽氣上送）而

喘。小便自利。大便亦利者。乃脫陽也。俱不可治。

手足汗

手足乃諸陽之本。熱聚於胃府。則津液旁達於四肢也。蘊熱則燥屎譫語。手足汗出者。大承氣湯下之。挾寒則水谷不分。手足汗出者。理中湯溫之。

盜汗

盜汗者。睡中則出。而醒則止矣。緣邪在半表半裏。故知膽有熱也。專主小柴胡為當矣。雜証則責於陽虛。

煩熱。自覺神昏而眠睡不安。心不清快。

煩熱者。不經汗吐下則為煩熱。與發熱有異也。經曰。病人煩熱。

桂枝湯、又不若羌活冲和湯尤穩。

十餘日以來、心煩不睡、益因汗下後餘熱畱於心包絡、以致神氣不清、故心煩而不睡也。宜硃砂安神丸。若四五日鼻燥目瞋脈數而煩者、必欲衂也。梔子、黃芩湯。

汗出則解。如未作膈實、但當和、解、微熱、而已。若心下滿而煩、則有吐下之殊也。先煩而悸者為實。先悸而煩者為虛。虛、謂心中欲嘔欲吐之貌。陽明病心煩喜嘔、壯熱往來、心下悸、小便不利、小柴胡加茯苓湯。發汗後解半日許、脈浮數者、可更發汗、桂枝湯。汗後晝煩夜靜、不嘔渴、無表証、脈微沉、乾姜附子湯。大汗後六七日、不大便、煩而不解、腹滿痛者、有燥屎也。大承氣下之。吐汗下後、心下痞滿、氣上冲心、身振搖而煩、茯苓白朮湯為要也。

續論云、太陽病心煩自汗、小便數者、芍藥甘草桂枝湯。傷寒二三日、心中悸而煩、小建中湯。氣虛 血虛 飲而煩渴者、飲則吐、水五苓散、不愈、竹葉石羔湯。

叔和云、虛煩有熱、不可攻。

東垣治煩躁用梔子豉湯其曰煩者氣也躁者血也氣主肺血主腎故用梔子以治肺煩用香豉以治腎躁少氣虛滿者加甘草嘔噦者加生姜橘皮

煩躁

起卧不定 身不自由

煩為擾亂而煩躁為憤怒而躁謂先煩漸生躁也有陰陽虛實之別心熱則煩陽實陰虛腎熱則躁陰實陽虛煩為熱輕躁為熱重所謂煩躁者先發煩而漸至躁所謂躁煩者先發躁而復發煩也太陽中風不得汗煩躁者此邪在表而煩躁也羌活沖和湯大便不通六七日遶臍痛煩躁發作有時而渴者此為躁屎乃邪氣在裏而煩躁也大承氣湯太陽不得汗醫以火劫取汗火熱入胃此劫令煩躁也小柴胡加牡蠣湯陽微發汗躁不眠與下後復發汗晝日不得眠至夜安靜身無熱乾姜附子湯汗下後病不解煩躁者茯苓四逆湯俱謂陽虛煩躁也又有不

脈細沉疾雖渴而不能飲躁劇而狂亂者此虚陽無根之火

煩便作躁悶者此為陰盛拒陽也欲於泥水井中卧欲水不得入口者是也四逆湯其結胸煩躁悉具及吐利四逆而煩躁下利厥逆而煩躁悪寒踡卧脈不出而煩躁皆為不治也

續論云火陽吐利厥逆煩躁欲死呉茱萸湯厥逆脈沉自利不得眠煩躁黄連雞子湯黄連阿膠湯陰極發躁或陰盡火邪服熱藥反劇者不可用凉藥躁甚仍與熱藥用四逆湯輩

懊憹 俗謂鶻突是也

懊憹者鬱悶不舒之貌蓋表証悞下正氣内虚陽邪内陷於心胸之間重則為結胸邪在心胸則宜吐熱結胃府則宜下發汗吐下後虚煩不得眠懊憹者與夫短氣煩躁心下渴胸中懊憹

者用梔子豉湯。陽明病下後懊憹而煩。胃中有燥屎。承氣湯下之。陽明無汗。（熱蘊于内而不得越。）小便不利。心懊憹（熱氣鬱蒸。）者。必發黄（欲發外為黄也。）茵陳湯主之。舌上白胎。饑不欲食。（熱客胸中為虛煩也）虛煩不眠。（熱自胸中熏蒸于上）頭汗懊憹者。梔子豉湯也。

身體痛

身體痛者。雖曰太陽表邪未解。又有溫經發汗不同。如發熱悪寒頭疼身體痛。脈浮緊者。表未解也。冬月麻黄湯。餘月羌活冲和湯汗之。或下利脈沉。身痛如被杖。為陰寒証。宜四逆湯溫之。發汗後身痛脈沉遲。桂枝芍藥人參湯。下利煩滿。身疼痛。先溫其裡。四逆湯。次攻其表。桂枝湯。二身盡痛。發熱面黄。七八日熱結在裏。有瘀血也。桃仁承氣下之。如身重痛者。屬陽明有風也。

葛根湯主之。

續論云霍亂身痛不休、桂枝湯、濕家身疼痛、不可發汗、若發汗則成痓、

拘急

拘急者、手足不能自如、屈伸不便、倦臥惡風之貌、四肢諸陽之本、因發汗亡陽、陽虛而有此証、自汗脈浮、小便數、心煩、惡寒、足攣拳急、芍藥甘草湯、太陽病發汗、遂漏不止、惡風小便難、拘急者、桂枝加附子湯、吐利後汗出發熱惡寒、拘急手足厥冷者、四逆湯溫之、

咳嗽

水欬三証、不可不辨、小青龍湯太陽之表水也、十棗湯太陽之裡水也、真武湯陰証之水氣也、蓋表與表寒相合而咳、則小青龍汗之、水與裡寒相合而欬、則真武湯温之、裡癖合水動肺而欬、十棗湯所以下之也。

戴氏云、少陽有嗽無喘、陽明有喘無嗽、亦所當然、

陸云、傷寒大下後、氣虚發喘、目反脉微者、急用獨參湯、喘定乃生、不定則死、凡喘証多兼痰、藥中必下姜汁竹瀝。

欬者、俗呼為嗽、肺為邪乘、氣逆不下。有肺寒而咳。有停飲而咳。有半表半裏而咳。各治不同。太陽病、（屬表）身熱、咳嗽、乾嘔、微喘而利、小青龍湯、身凉、（屬裏）咳嗽、乾嘔、微利、心下満、引脇痛、十棗湯、四肢重、（陰症）痛、腹疼、下利、咳嗽、或嘔、真武湯、少陰病咳嗽、四逆、（四肢不温也）腹痛、下利、或悸、四逆散（傳陰之熱、）加五味子（味酸收逆氣、）乾姜、（辛散寒氣并主下利、）少陽病往來寒熱、胸満脇痛而咳、小柴胡湯、欬而嘔満、喘急、大半夏湯也、

喘

喘者、有邪在表而喘。有邪在裏而喘。有水氣而喘。在表者、心腹濡而不堅。外証無汗。法當汗之。在裡者。心腹脹満。外証有汗。法當下之。水氣喘者。心下怔忡。小青龍去麻黄、加杏仁湯。太陽陽

又云手足厥冷脈伏
而喘促者此非吉兆
姑與五味子湯和之

明合病（陽盛表未解也）脈促有汗而喘者葛根黃芩湯治之（邪氣外甚所致）經曰喘而汗出（裡熱氣逆所致）宜利之汗不出而喘宜發之其或直視譫語汗出如油喘而不休死証也

續論云悞下太陽利不止脈促有汗而喘葛根黃連黃芩湯無汗而喘麻黃杏仁甘草石羔湯

氣逆

氣逆者氣自腹中時逆上冲也因太陽病下之表邪乘虛傳裡裏不受邪則氣逆上行而邪在表也當汗之桂枝湯不上衝者勿與之厥陰客熱上衝此熱在裏而氣上也大柴胡湯下之病緩虛羸少氣氣逆上冲欲吐者竹葉石羔湯有動氣因發汗而

氣上。李根湯。二者皆正氣虛而邪氣逆也。

短氣

短氣者、呼吸不相接續也、大抵心腹脹滿而短氣者、邪在裏而為實、宜下之。承氣湯。心腹濡滿而短氣者、邪在表而為虛也、宜解之。桂枝湯。食少飲多。水停心下短氣者。小半夏湯。風濕相搏。汗出短氣。小便不利。惡風不欲去衣。邪氣在表。甘草附子湯。太陽証悮下短氣。懊憹煩躁為結胸者。大陷胸湯治之。

口乾

邪熱聚胃、消耗津液、故少陰証、口燥咽乾、急下之。口乾嗽水不欲嚥者、若見表証鼻衄、為邪熱在經。緣陽明血氣俱多。經中熱甚。追血妄行。犀角地黃湯。口乾身大熱背惡寒者。人參白虎湯。若無表証加之胸腹滿如狂者又為畜血証桃仁承氣湯。少陽口乾。小柴胡和之也。

渴

渴者裏有熱也。津液為熱所耗。傷寒傳至厥陰為消渴者。謂飲水多而小便少。乃熱能消水也。脈浮而渴屬太陽小青龍去半夏加天花粉。有汗而渴屬陽明人參白虎湯便實者下之脈沉而渴屬少陰大承氣湯至於厥陰又熱之極矣。俱當下之。無疑矣。太陽無汗喜渴忌白虎宜小柴胡湯陽明汗多而渴戒五苓宜竹葉石羔湯先嘔後渴此為欲解當與水解先渴後嘔為水

停心下赤茯苓湯小便不利而渴五苓散發黃頭汗出小水不利而渴者茵陳五苓散中暑脈虛身熱而渴者白虎湯為要也

續論云下利渴欲飲水白頭翁湯脈微細欲吐不吐心煩但寐小便白下利而渴四逆湯陽毒大熱大渴黑奴丸

胸膈滿

續論云胸膈不快填滿悶塞唇青手冷脈沉細少情緒或腹痛此名太陰

胸膈滿者膈間氣塞滿悶也非心下滿脇滿者脇肋下脹滿也非腹中滿蓋表邪傳裡必先胸以至心腹入胃是以胸滿多帶表証宜微汗雖脇滿多帶半表半裏小柴胡加只實和之胸中痰實者湧之如胸中結實燥渴大便秘者下之大陷胸湯可也

結胸

結胸証甚危、手不可
按、大小便秘澁、或連
下不通、但口出微氣
者、急用灸法。巴豆去
殼十粒、研爛、入川連
末、白麪各一錢、又研
勻、捻作餅子、填滿臍
中、上用艾炷灸七壯。
覺臍中鳴吼、大便通
利為佳。

補陸文定法

凡痞滿不拘寒熱虛
寔、途早並用罨法。用蘿
卜子二合、淘淨、生姜
二兩、葱白七莖、橘葉
一握、共搗碎、加麩半
合、再搗勻、炒暑、濕罨
在痞滿処、上用箬体
以絹帛縛之、半日許、
胸中爆熱、即解去用

太陽証自汗、當服桂枝湯。而悞用承氣下之。而成結胸。不按自
痛。連臍腹遏手不可近者。大結胸。大陷胸湯。按之方痛。心下硬
小結胸。小陷胸湯。懊憹煩渴、心下痛者。熱結胸。少與大陷胸湯
懊憹滿悶、身無熱者、寒結胸。三物白湯。心下怔忡。頭汗出。無大
熱。為水結胸。小半夏茯苓湯。結胸脈浮大者。未可下。猶帶表証
若結胸証煩躁悉具者。必死矣。

痞（下之脾氣先傷、不能運化、因而作痞。）

太陽証無汗、當服麻黃湯。而悞用承氣下之。而成痞滿。此因虛
邪留滯。若欲下之。必待表証罷。而後可宜、小、柴胡加枳、桔湯。君（發熱微）
惡寒汗出痞滿者。附子瀉心湯。服後小便不利者。五苓散。表未

熱湯綾布拭淨後復以手揉之或加阿魏三錢亦好

補陸文定法

諸結胸治之不效者用增損理中丸即理中加黃芩尸虎為丸

解心下煩悶者曰支結（惡寒支節疼 裡症也 散也）柴胡桂枝湯（以和解表裡）表未解而數下之遂協熱而利心下痞硬為表裡俱病桂枝人參湯為當也

續論云病人手足厥脈乍緊邪結胸中心滿而煩饑不欲食當吐之是則病在胸中也經曰陽明病心下硬滿不可下下之利不止而死是邪自表傳裏當於心下未全為實法當吐之

腹滿

腹滿者邪入太陰脾土也腹滿為裏實須下之承氣湯時減者為裏虛當溫之理中湯若表解內不消非大滿猶生寒熱亦未可下是邪全未入府若大滿大實堅有燥屎雖日數少當下之謂邪已入府也太陽症誤下因時腹滿而痛桂枝湯加芍藥痛

甚者、桂枝加大黃湯、陽明病、發熱、腹滿、微喘、口乾、不大便、小柴胡湯。噦而小便難、加茯苓。三陽合病、腹滿、身重難轉側、譫語、口中不仁、小柴胡湯。太陰腹滿、吐食不下、枳實理中湯。少陰咽乾腹滿、不大便、急下之、大承氣湯。下利腹滿身痛、先溫其裏（裏虛寒、表未解）、四逆湯、復解其表、桂枝湯。汗後腹滿、當溫（脾胃津液不足）、厚朴半夏生姜人參湯。吐後腹滿、少與調胃承氣湯。下後腹滿、梔子豉湯。腹滿、大抵陽熱為邪、則腹滿而咽乾。陰寒為邪、則腹滿而吐利、食不下。若曾經吐汗下後腹滿者、治各不同也。

成無己註、關脈以候少陽之氣、太陽之脈浮、陽明之脈大、脈浮大上關上、知三陽合病。

續論云、腹滿痛者、脾不勝水、水與氣搏皮肉之間、腹中漉漉有聲、小半夏茯苓湯、加桂枝。

腹痛

邪氣與正氣相摶則爲腹痛。如陽邪傳裡而痛者其痛不常以辛溫之劑和之。小建中湯。陰寒在內而腹痛者則痛無休時當欲作利也。以熱劑溫之。附子理中湯。有燥糞宿食而痛者則煩而不大便腹滿而硬痛也。大承氣下之。少陰下利清谷脈欲絶腹痛者通脈四逆湯兼小便不利者真武湯寔痛而關脈實者桂枝大黃湯經云諸痛爲實則痛隨利減之法也。

陽不得降而上熱陰不得升而下寒使腹中痛。

補 胸中熱胃中有邪氣腹痛欲嘔吐者黄連湯

仲景云寸口脈浮而大按之反澁尺中亦微而澁有宿食也當下之下利不欲食者以有宿食故也當下之

小腹滿

小腹滿者臍下滿也若胸滿心下滿腹中滿皆爲邪氣而非物。

令小腹滿則為有物而非氣若小便利者則為畜血之形小便不利此乃溺澁之候滲利之劑宜分兩途太陽病不解熱結膀胱其人如狂小腹急滿結痛者桃仁承氣湯下盡黑物則愈太陰身黄脉沉小腹滿小水不利者五苓散利之小便清白為愈因傷寒邪氣入裡與宿食積相助使藏真之氣結而不通病人素有痞氣連在臍傍痛引入陰經者名臟結死也

續論云陰陽易小腹滿燒裩散病者手足厥冷真武湯不結胸小腹滿按之痛者此冷結在膀胱關元關元穴宜灸之穴在臍下三寸

嘔吐

嘔者聲物俱有而旋出吐者無聲有物而頓出有聲無物為乾

戴氏曰、陽入陰者能爲利、而不爲嘔。嘔屬上而近于外也。陽之所入者深、故利也。

嘔吐不止。湯藥不下者、必以生姜汁二三匙、徐徐呷之。復用生嚼之。

許学士云、傷寒得汗身涼數日、忽嘔吐、藥食不下。此正汗後餘熱畱胃脘。正當竹茹湯用之。

嘔也、較之輕重、則嘔甚於吐矣、蓋表邪傳裡。裡氣上逆則爲嘔也。大抵邪在半表半裏則多嘔。及裏熱而嘔吐。俱用小柴胡湯。（屬上焦。邪在胸中。全未入府。）經云、嘔多雖有陽明證。不可攻。攻之爲逆。若太陽少陽合病而（脈必浮弦口苦。）嘔者。黃芩加半夏湯。太陽陽明合病。（脈必洪浮煩渴。）當自利。（裡氣不和。）若不利而嘔者。（裡氣上逆而不下。）葛根半夏湯。三陽發熱而嘔。俱用小柴胡湯。先嘔後渴。此爲欲解。當與水解。先渴後嘔。爲水停心下。赤茯苓湯。若陽明證、發熱、汗出、心煩、痞硬、下利、嘔吐、大柴胡湯。若胃冷脈沉遲、不食、小便利者、半夏理中湯、加姜汁、利而見厥逆者、難治。以其虛寒之甚也。

續論云、食穀欲嘔者、屬陽明也、吳茱萸湯（以溫胃氣、）得湯反劇（上焦不納、）者、屬上焦、橘皮湯、小柴胡湯、似嘔、似噦、似喘、心下憒憒、大橘皮湯、屢

即愈

經汗下、寒氣膈塞、食入即吐、寒格、乾姜黃芩黃連人参湯、散寒、復用芩連假之從寒通格也、汗後水藥不入口者、四逆半夏茯苓湯、嘔吐脈滑數或洪、發熱、葦根湯、金匱要畧曰、諸嘔吐、谷不入、半夏湯

乾嘔

乾嘔者、空嘔而無物出也、大抵熱在胃脘、與谷氣併、熱氣上薰、心下痞結、則有此証。太陽汗出、乾嘔、桂枝湯、主自汗也、少陰下利、乾嘔、姜附湯、主下利也、厥陰吐涎沫乾嘔、吴茱萸湯、主涎沫也、邪去嘔自止。又有水氣二証、太陽表不觧。心下有水氣。身熱乾嘔者。微喘、或自利、小青龍湯、不發熱、反惡寒、脇痛欬而利乾嘔者、亦水氣也。十棗湯。膈上有寒。飲乾嘔者。屬少陰。四逆湯也。

凡諸嘔吐乾嘔。以加姜汁竹茹。此爲要法。又嘔家切忌甘物。故藥中甘草大棗去之。

服湯脈暴出者死、正氣因發泄而脫也、脈微續者生、陽氣漸復也。

續論云少陰下利乾嘔、脈微、白通湯。下利不止、乾嘔而煩、厥（寒盛格拒乎陽而陽逆亂於上故也）
逆無脈、白通加猪胆汁湯（取其苦寒與陰同類可引姜附入格拒之寒）。惡寒外熱、脈微欲絶、乾嘔、通脈四
逆湯。乾嘔自利、黃芩湯（協熱也）。半夏生姜湯。太陽中風、陽浮陰弱、自
汗惡風寒、發熱鼻鳴乾嘔者、桂枝湯（在表）（風擁而氣逆也）。乾嘔噦、手足厥者、橘皮湯。

噦

仲景云、傷寒噦而腹滿、視其前後、知何部不利、利之則愈。經曰、關脈弱、胃氣虛、有熱、不可大攻之、攻其熱必噦、所以然者胃中虛冷故也。

噦、即乾嘔之甚者、非比乾嘔則有聲泄惡而長、皆有聲而無物
也、蓋因胃氣本虛。汗下太過。或恣飲冷水。水寒相搏。虛逆而成
也。豆蔻湯。又有熱氣擁鬱、上下不得通而噦者、輕則和解疏氣、
重則溫散、噦而腹滿、大便不利、先用半夏生姜湯、次用小承氣、
小便不利者、猪苓湯、噦不止者、乾姜橘皮湯、溫病有熱、暴飲冷

水作噦、茅根乾葛湯、噦家若不尿而噦者、則病篤矣、及脈散頭

閞格之疾

汗出、目瞪而噦者、雖神醫何能措手、

金匱要畧曰噦逆者、橘皮竹茹湯

欬逆陸文定云、欬逆有胃中客寒、有胸中蘊熱、有水氣停蓄、有小便閉塞、有痰火冲逆、治各不同、大抵因熱而至者、十居八九、因寒而致者、止有一二。

欬逆者、俗謂砣忒是也、總發聲於咽喉則遽止。軋（音轄）然連續數聲。然而短促不長。古之謂噦非也。噦與乾嘔無異。但其聲濁惡而長。比之呃忒大有逕庭矣。若便實脈本有力者、以承氣湯微利之。因當下失下。熱氣入胸干肺故耳。若便軟脈來無力、瀉心湯。因胃氣而衝逆故耳。脈散者難也、

大抵治欬逆。不分。陰陽。二証。湯中俱用加。陳皮。竹茹。姜汁。丁香。柿蒂。

欬逆不止。宜灸之。乳根穴。在乳下。婦人屈乳頭向下盡

處骨間陷中動脈是男子及乳小者以一指為率灸炷如小豆大灸三壯或五壯男左女右寒欬用硫黃乳香各二錢研末酒煎之令病人齅其熱氣入鼻須臾漸止熱欬不用

太陽與陽明合病必自下利裡症也皆曰漏底不治仲景以葛根湯主之蓋以邪氣併太陽則陽實而陰虛陰虛故下利也與此湯以散經中表邪則陽不實而陰氣平利不治而自止

欬逆不止復加頭汗譫語腹滿喘促四肢逆冷反目直視又見沉微或散亂之脈此為形損肺絶十無一生者也

續論云咳逆潮熱小柴胡加橘皮生姜厥逆不止烏苓湯有寒者羌活附子湯胃氣寒者呉茱理中湯　温中湯

下利

傷寒下利多屬於熱熱邪傳裡裏虛協熱亦為下利三陽下利身熱太陰下利手足温少陰厥陰下利身涼無熱此其大槩耳夫自利清谷不渴小便色白微寒厥冷惡寒脈沉遅無力此皆寒証也若渴欲飲水溺色如常泄下黄赤發熱後重此皆熱証也寒者理中四逆湯熱者小柴胡猪苓湯寒因直中陰經熱因風邪入胃木來傷土故令暴下或攻或温或固下焦或利小便

也

合病必下利者以寒邪氣甚客於二陽二陽方外寔而不主裡則氣虛故必下利

少陰之脈從腎上貫肝膈入肺中循喉嚨其肢者從肺出絡心注胸中

經曰病發而不足標而本之先治其標後治其本

隨証施治但不宜發汗耳若汗之使邪氣内攻復泄其津液胃氣轉虛必成脹滿也太陽陽明合病下利葛根湯太陽少陽合病下利乾嘔黄芩湯脈實者承氣湯太陽表未解數下之遂協熱利心下痞者桂枝人參湯太陰自利不渴與夫厥逆無脈而利者四逆湯少陰咽痛下利胸滿心煩者（俱陰虛客熱所致）猪膚甘桔湯（氣先入腎以解客熱）渴而自利純清水心下硬痛口乾燥者此不可溫急用大承氣下之無疑矣傷寒續得下利清谷身疼痛者（表和也）急當救裏（以裡氣不足）四逆湯清便自調（知裡氣已和）急當救表（外臺云裡和表病汗之則愈）桂枝湯下利譫語脈沉有力爲有燥屎急當下之大承氣湯腸鳴腹痛下利脈沉遲無力急當溫之小建中湯寒毒下利面戴陽者下虛也附子理中湯若夫下利譫語目直視

仲景曰下利十餘行其脈反達寸口脈微滑是上寔也可吐之利則止又曰下利脈滑數者有宿食也當下之

下利厥冷躁不眠下利發熱厥而自汗下利厥冷無脈灸之不溫脈不至者下利一日十數行脈反實者皆為不治也

木　土　氣不相和

續論云少陽陽明合病下利身熱胃脇滿乾嘔往來寒熱脈長大而弦弦為負負者死長大不弦為順大承氣湯下之

少陽脈勝　陽明脈負　鬼賊相尅

少陰下利渴而嘔心煩不得眠者猪苓湯少陰下利不渴腎虛引水自救脈微者白通湯胃熱利白膜垢膩下必熱便下垢膩黃赤或渴黃芩湯白頭翁栢皮湯白虎湯下利脈滑當有所去下之乃愈大承氣湯下利脈大者虛也以其強下之故也設脈浮革因爾腸鳴者當歸四逆湯

非虛寒　脇熱也　分別水谷

未應下而下之利因不休也

浮為虛革為寒虛寒相搏則鳴

熱入血室

溺血者小腸為赤腸屬手太陽與足太陽合經邪熱客於膀胱移於小腸故溺血用延胡索散延胡索朴硝各一两為末每服四錢水一盞煎八分溫服若澀痛加滑石二錢生地一錢五分瞿麦黄栢山枝各一錢

陸文定云傷寒下膿血世医每認作痢疾悮人不小患每以小柴胡湯合犀角地黄湯隨證加減無有不妙効

王氏曰若陽邪入於陽經則熱傷其血盛

衝脈為血之海、即血室也、男女均有此血氣、亦均有此衝脈、得熱、血必妄行、在男子則為下血譫語、因邪熱傳入正陽明府、在婦人則為寒熱、似瘧、邪乃隨經而入、皆為熱入血室、太陽不解熱結膀胱、其人如狂、而血自下者、宜用桂枝湯、陽明下血譫語胸膈滿如結胸、夜則如見鬼、此為熱入血室、小柴胡湯、下焦畜血、其人如狂、小腹急結、小便自利、大便黑、與夫下利、無表裡証脈數不解、消谷易饑、多日不大便、此為瘀血、桃仁承氣湯、少陰病下利膿血、或腹痛如魚腦者、桃花湯主之、或黄連阿膠湯、地榆散、

衝氣閉熱合於榮血間也　胃虚腸熱　血不得行　蓄積於下

續論云、挾血之脈、乍澁乍數、或伏或沉、血熱交併、則脈洪盛

得熱而暴行下者必紅赤或流陰邪入於陰經則寒傷其血血得寒而凝結下者必紫黑成塊有膿血雜和者乃有協熱協寒之辨協熱者謂之腸垢協寒者謂之下焦不約熱則當固其腸寒則當固其下

厥暈者厥逆昏暈也人多作癎症治之非也此熱邪內結胸滿痰盛或當下失下以致陽邪抗極忽然手足厥冷口禁咬牙昏暈而死須臾復甦若牙關緊急不可下者用絹帕裹指以新汲涼水蘸手口中而

大抵男多於左手女多於右手見之又有陰寒為病下利便膿血者乃下焦虛寒腸胃堅固清濁不分而下利膿血也二者一為挾血一為陰寒臨病宜精别焉陽明下血譫語為熱入血室頭汗出者刺期門穴在乳頭盡處男子乳小以一指為率

四逆

手足厥冷不溫謂之四逆邪在表則手足熱邪在半表裏則手足溫至於邪傳少陰則手足逆冷也然自熱而至溫由溫而至厥乃傳經之邪輕則四逆散重則承氣湯下之若初起得病便厥者輕則理中湯重則四逆湯溫之此為陰經受邪乃陽不足而陰有餘也若惡寒厥逆蜷臥煩躁吐利脈不至者皆惡候也

边牙根上頻頻搐之候牙寬却用大承氣湯

補陸天定

續論云手足逆冷大便閉小便赤或大便黑色脈沉而滑白虎湯甚者大承氣湯吐利厥逆煩躁欲死者吳茱萸湯當歸四逆湯仍灸大谿穴在踝後跟動脉應手足

不大便

不大便者因發汗利小便過多耗損津液以致腸胃乾燥蓋邪熱傳入正陽明裏証最多惟見發渴譫語脈實狂妄潮熱自汗小水赤或心腹脹滿硬痛急用三承氣湯選而下之大便通而熱愈矣倘脈浮表証尚在或帶嘔者知邪未全入府尤在半表裏間當用小柴胡和之候大便硬實不得不下者只得以大柴胡下之若陽明汗多或已經發汗利小便而大便不通者此津

液枯竭宜蜜導通之

譫語續論云　發汗多亡陽譫語身
語自和不可下柴胡桂枝湯

經云邪氣盛則實精氣奪則虛故實則譫語虛則鄭聲胃中實熱上乘於心心為熱冒則神識昏迷妄有所見而言也輕則睡中呢喃重則不睡亦語有譫語者有獨語者有言語不休者有言亂者此數者見其熱之輕重也大抵熱入於胃水涸糞燥必發譫語為實也有被火劫取汗而譫語者有亡陽譫語者（不可下與柴胡桂枝湯和其榮衛）有下利清谷不渴譫語者此為虛也或脈來沉實洪數有力大便不通小水赤燥渴譫語狂妄腹中脹滿硬痛或潮熱自汗或下利純清水心腹硬痛者皆裡症邪熱燥屎也俱大承氣下之下後

直視譫語邪勝也不治

亡陽譫語脈短津液已絕不可復治脈自和為王氣未衰尤可治也

復滿身重难以反側口不仁詀語者陽明也經曰少陽病甚則面微塵此面垢者少陽也遺尿者太陽也若發汗則燥熱益甚必愈詀語若下之表熱乘虛内陷必額上汗出手足逆冷其自汗出者三陽經熱甚也與白虎湯以解内外之熱

利不止與夫喘滿氣逆而上奔自利氣脫而下奪皆為逆也其三陽合病脈實身重難轉(屬陽明)口不仁面垢(少陽)遺尿(太陽)白虎湯或大便結大熱乾嘔錯語呻吟不眠犀角解毒湯初得病無熱狂言煩躁不安精采不與人相當與五苓散三錢以新汲水探吐一法用桂苓湯狂言漱水不欲嚥大便黑小水自利身黄脹滿此因當下失下是瘀血譫語桃仁承氣下盡黑物則愈婦人經水適來(血弃於下亂而喜忘)適斷續得寒熱此為熱入血室譫語小柴胡湯陽明証喜忘如狂者亦瘀血也照前桃仁承氣下盡黑物則愈矣

鄭聲重語也由精氣奪而聲不全也

鄭聲者如鄭衛之音謂不正也蓋汗下後若病久本音失而正

氣虛則語散不知高下乃精氣奪之候其脈微細大小便自利小柴胡湯也　續論云白虎湯

小便不通

邪氣聚於下焦結而不散甚則小腹硬滿而痛此小便不通也大抵有所不利者行之取其滲利也若引飲過多下焦多熱或中濕發黃水飲停滯皆以利小便爲先惟汗後亡津液胃中乾與陽明汗多者則以利小便爲戒設或小水不利而見頭汗出者乃陽脫關格之病篤矣引飲過多小便不利下焦畜熱脈浮者五苓散沉脈猪苓湯太陽病身黃脈沉小腹硬小水不利者知無血也與陽明無汗小便不利心中懊憹者必發黃茵陳五

苓散黃自退而小便清矣

續論云嘔而發熱胸滿心下怔忡小便不利者爲亡血也五苓加茵陳茯苓 少陰病四逆小便不利四逆散加茯苓

小便難

小便難者陰虛也陽必湊之由膀胱受熱故小便赤澁而不能流利也又有雖不大便五六日而小便少者但初硬後溏不定或硬攻之必溏候小便多屎定硬方可攻之乃胃中水谷不利小便雖通而不多如猪苓湯可也

小便自利

小便自利者爲津液偏滲大便必硬宜藥下之 太陰當發身黃

遺溺者小便遺失而不自知也此危惡之証若陽邪譫妄神昏熱盛而遺尿者宜清心解熱若陰邪厥逆脈微寒極而遺尿者當溫腎散寒若狂言目反直視譫語身冷汗出而遺尿者此腎絕也大抵熱盛神昏内寔者可治寒極脈微内虛者難治

其小便自利者則濕熱内泄不能發黃惟血証小腹急而如狂小水自利者腎與膀胱虛而不能約制水液桃仁承氣下之若自汗小便數者雖有表証不可用桂枝謂其走津液也若誤服之得厥者甘草乾姜爲治也

舌胎

舌上白胎者以丹田有熱胸中有寒謂其寒邪初傳入裏也小柴胡湯舌乃心之苗色應南方火邪在表則未生胎邪入裏津液結摶則舌上生胎而滑熱氣漸深其舌胎燥而澁熱聚於胃其舌胎爲之黃矣宜承氣湯下之若舌上黑色胎者則熱入深病勢已篤經曰熱病口中乾舌黑者乃腎水形於心火也脈浮

陰陽俱緊（表裏客寒爲陰）口中氣出舌上燥乾（陽氣漸復正氣方温）倦臥足冷（知陰猶在也）鼻中涕出舌上滑胎
（陰陽未分之時）勿妄治也到七八日以來微發熱手足温者（陽氣得復陰邪已絶）此爲欲解也（陰極變）及或
（熱邪氣勝正）大發熱者難治設有悪寒者小柴胡加乾姜服之必矣

臟結（下後邪氣乗虛入裡與陰相結）

臟結者臟氣閉結而不復流布也外証如結胸狀但欲食腹滿
（陰氣乗腸虛胸中亦寒）如故下利舌上白胎者爲異其脈寸浮關沉緊痛引陰筋臍腹（邪氣結陰分陽氣不得下通而痛）
脹痛者難治也

續論云病人脇下素痞連臟結無陽証不往來寒熱（裡無熱）其人反
靜舌上胎滑者不可攻也刺關元（臍下三寸）灸亦可小柴胡湯加生姜

咽痛

咽中生瘡、煎藥不得下者、用綠雲散吹入喉中
凡咽痛咽乾、切忌發汗

咽喉不利而痛、或成瘡、不納谷食、皆邪熱毒氣上冲而痛、甘桔苦酒湯、咽喉不利、吐膿血、手足厥、利不止者難治、升麻六物湯、續論云、少陰之脈、循喉嚨、挾舌本、故咽痛屬少陰、用桔梗湯、賢傷寒症、乃非時暴寒伏於少陰之經、頭疼腰痛、脈微弱而咽痛、以傷寒後必下利、咽痛半夏桂枝湯、下利四逆湯

頭眩

頭眩者、少陽半表裡之間、表邪傳裡、表中陽虛、故頭眩、又有汗下後而眩冒者、亦陽虛所致、少陰下利止（則水谷竭）而頭眩、時時自冒（則陽氣脫故死）、此虛極而脫也、太陽病若下之、因復發汗、以此表裡俱虛、其人必冒（寡多故令鬱）冒、冒家若汗自出而愈（怫鬱之邪得解）、陽明病（中風）頭眩、不惡寒、能食（陽能殺谷）而欬（胃氣逆上欬甚必咽）、欬苓白

苓朮益胃之傷
甘草治咽痛生
姜散逆氣也、

痛

朮甘草生姜湯、少陽証頭眩、小柴胡湯、大陽病發汗後、汗出不解、心下悸頭眩身瞤筋惕振僻地者、真武湯、吐汗下後虛而脈沉數心下痞腸痛氣衝咽喉不得息身振搖筋肉惕、久則成痿茯苓白朮桂枝甘草湯是也、

（裡虛　上虛　經虛　溫經復陽）

鼻衄

經絡熱盛、迫血妄行於鼻者為衄也、是雖熱盛、邪猶在經、然亦不可發汗、經曰、以桂枝麻黃治衄非治衄也、乃欲散經中邪氣耳、其衄血固為欲解、若衄不止而頭面汗出其身無汗及發汗不至足者難治、太陽証衄血、及服桂枝湯後致衄者、為欲解、犀角地黃湯、無汗而衄、脈浮緊、再與麻黃湯、有汗而衄、脈浮緩、再

千金方云時疫衄血不宜斷如二三升上再多者方可斷之即用龍骨研細末吹入鼻內九竅出血者皆可用或用茵蒲或葱下菜搗汁磨京墨滴於鼻內或用茶花塞鼻或兼服茅花湯只一味如藕汁

與桂枝湯此二者蓋為脈浮而設也若衄而成流者不須服藥少刻自解若點滴不成流者必用服藥無疑經曰奪血者無汗奪汗者無血俗人以血為紅汗厥有旨哉衄家不可大汗汗之必額上陷脈緊目直視不能眴不眠（上焦津液枯渴經絡乾澁絡脈緊急牽引其目晉瞬）芍藥地黃湯陽明漱水不欲嚥犀角地黃湯衄而煩渴欲水水入即吐先服五苓散次服竹葉石羔湯若少陰但厥無汗強發之必動其血或從口鼻耳目中出名下厥上竭為難治當歸四逆湯是也仍灸太谿三陰交湧泉一法用黑錫丹（三陰交穴在臍下一寸中湧泉穴足底心是也）

吐血

諸陽受熱其邪在表當汗不汗致使熱毒入臟積畜於內遂成

牙縫出血者蓋牙床属陽明胃齒属少陰腎陽明之邪傳入少陰之經血得熱而暴行用緑袍散掩上牙床即止随用犀角地黄湯對黄連解毒湯加芒硝大黄一服即愈

補王心春治法

吐血凡見眼閉目紅神昏語短眩冒健忘煩燥漱水驚狂譫語鼻衄唾紅背冷足寒四肢厥逆胸腹急滿大便黑小便数皆瘀血証也雖有多般不必悉具但見一二便作血証主張初得此証急宜治之服桂枝湯吐者其後必吐膿血犀角地黄湯血熱者黄連阿膠湯是也或地榆黄栢湯三黄瀉心湯

補續論云大下後寸脈沉遅尺脈不至咽喉不利吐膿血者麻黄升麻湯（下焦氣虚陽氣内陥寸遅而手足厥逆尺不至者厥陰之脈貫膈注肺循喉嚨上津液遂成肺痿吐膿血也）此有兩証一陽毒升麻湯一陰毒甘桔湯加半夏生姜咽喉閉塞不可發汗發則吐血氣欲絶手足厥冷踡卧不能自温當歸四逆湯

心悸

心悸者築築然動怔怔忡忡不能自安是也有氣虛有停飲其氣虛者陽氣內弱心中空虛而為悸又有汗下後正氣虛而亦悸與氣虛而悸又甚腎須先治其氣也其停飲者由飲水過多水停心下心火悪水不能自安雖有餘邪必先治悸與水也如小便利而悸者茯苓桂枝白朮湯小便少者必裡急猪苓湯為要也

續論云太陽發汗過多其人（胸中陽氣不足）叉手自冒心心下悸欲得按者桂枝甘草湯發汗後（汗出心虛腎氣欲上凑心）臍下悸欲作奔豚（伐腎 逐奔豚 助脾 制水）茯苓桂枝甘草大棗湯（血氣衰不能接續）傷寒脈續代（真氣內虛）心動悸（益虛補氣血復脈）炙甘草湯

發黃

濕熱交併、民多病癉、癉者單陽而無陰也、太陰脾土濕熱所蒸。色見於外必發黄。濕氣勝則如薰黄而晦。熱氣勝則如橘黄而明。傷寒發黄。熱勢已極。且與畜血。大抵相類。但小便不利大便實者為發黄。輕則五苓散。重則茵陳湯。小便自利。大便黑者為蓄血。輕則犀角地黄湯。重則桃仁承氣湯。濕家為病。一身盡痛發熱。身如薰黄。小便不利者、五苓散、小便自利無黄者、朮附湯、身煩疼者、麻黄湯加蒼朮、若形如烟煤、摇頭直視、環口黎黑、舉體發黄者、此皆真臟絶也。

續論云、黄胆脉浮滑緊數、頭面汗出、渴飲水漿、小便不利、茵陳湯、調五苓散、初發黄、以瓜蔕末口噙水搐鼻中、黄水出愈。

發班

若班毒盛破爛者、用芒硝胆汁塗之、硝煉淨二三錢研細、豬胆汁調塗瘡。候乾即痂落無瘢。仍卧黃土末上。此病小便澀有血者中壞也、瘡皆黑靨不出膿者死不治

夫熱則傷血、血熱不散、裡實表虛、熱乘虛出於皮膚而為班也、輕則如疹子、甚則如錦文、或未屬陽候投熱藥、或當汗不汗、當下不下、或汗下未解、皆能致此、有兩証。一。曰溫毒。即冬時觸寒。至春而發也。汗下不解。邪氣不散。故發班也。一。曰熱病。即冬時溫暖。感乖戾氣。遇春喧熱而發也。慎。不可。發汗。若汗之。重令開泄。更增班爛也。然而班之方萌。與蚊迹相類。發班多見於胸腹。蚊迹只見於手足。陽脈洪大。病人昏憒。先紅後赤者班也。脈不洪大。病人自靜。先紅後黃者。蚊迹也。其或大便自利。或短氣燥屎不通。黑班如菓實靨者。雖盧醫不能施其巧矣。汗下不解足冷

耳聾煩悶欬嘔便是發班之候。溫毒發班、咳而心悶下利嘔吐

下部并口有瘡者黃連橘皮湯、陽毒班如錦紋、面赤咽痛、脈洪

大不知人者、三黃石羔湯、便實燥渴者調胃承氣下之、發班通

用升麻犀角湯、熱多者玄參升麻黃連一物湯。凡赤班五死一生、黑班不救。

發狂

重陽而狂、熱毒所深、併入於心、遂使神不寧、志不定、始得少卧

不饑譫語笑妄、甚則登高而歌、棄衣而走、踰垣上屋、罵詈不避

親踈、皆獨陽亢盛。不大下之、何能止也。若因當汗不汗。瘀熱在

裏、下焦畜血如狂者。小便必自利、大便黑、雖時如狂未至於狂

耳、桃仁承氣下之、重陽即陽毒脈洪大、面赤咽痛、潮熱發班如

大抵發狂、手足和煖、神氣不昏、脈息洪大、目睛光彩、此為順可治。若夫狂言直視、便溺自遺、與汗後大熱、脈躁狂言不食、或六脈沉微、此為逆候。陸文定言

錦紋或下利黃赤陽毒升麻湯不効者三黃石羔湯大便實者調胃承氣下之太陽病不解熱結膀胱其人如狂而血下者愈若外不解與桂枝湯外已解但小腹急結與夫脈沉身黃唇燥漱水小水自利亦是血証如狂輕則犀角地黃湯重則桃仁承氣下之若狂言直視便溺自遺與汗後大熱脈躁不能食此為危也

肉瞤筋惕

陽氣者精則養神柔則養筋發汗過多津液涸少陽氣偏枯筋肉失所養故惕惕然動瞤瞤然跳也非溫經助陽之藥何有愈乎故設真武湯以救之因汗吐下後表裡俱虛有此証者通之

甚也

怫鬱

怫鬱者、乃陽氣蒸越、形於頭面體膚之間、聚赤而不散也、其證有分別、如大便硬而氣短燥渴者實也、大柴胡汗下後有此證飲水而噦者胃虛也、桂枝人參湯、加茯苓、初得病、發汗不徹、併於陽明、續自微汗出、面色赤者、陽氣怫鬱也、解肌湯、或汗不徹其脈浮緊者、麻黃湯、小便不利、時有微熱、大便乍難、怫鬱不得卧、此有燥屎作實也、承氣湯下之是也

瘥云大抵怫鬱之證、陰盛而面赤者、其色黯而不光、陽盛而面赤者、其色明而且澤、要在察其虛實而治、若中風面赤如粧、又為不治之證

瘥後昏沉

瘥後昏沉、或半月以來、或十餘日、終不惺惺、錯語少神、或寒熱、

似瘧或潮熱此因發汗不盡餘熱在心脾間也 知母麻黃湯微汗之若胃口有熱虛煩而嘔者（餘熱未盡熱則傷氣氣逆欲吐）竹葉石膏湯加生姜治也

補

嘔吐不已膈上有寒理中丸瘥後腰以下有水（脾胃氣虛不能制約腎水水溢下焦為腫）牡蠣澤瀉散

勞復食復

經云多食則遺食肉則復

病新瘥後因勞動再發為勞復緣其血氣未平餘熱未盡一或勞之熱氣遊還於經絡而復發也小柴胡湯加減治之表者汗之裏者下之病新瘥後而多食復發者為食復緣土虛不能勝谷氣如水浸墻壁水退土尚未堅合宜損谷則愈輕則消化重則吐下如闌脈實大熱燥渴譫語腹痛大便實急下之不可緩也

動氣

臟氣不調、築築然跳動、隨所主而形見於臍之左右上下也、其人先有痞氣、而後感於傷寒、醫人不知、患有痞積在内、妄施汗下吐、發致動其氣、故曰動氣、凡汗出下豈可輕舉之乎、可見傷寒、所以看外証為當者、蓋不得脉之可見、必待問証之可得而當者此也。又有真氣内虛、水結不散、氣與之搏、即發奔豚、以其氣動衝突如奔豚、皆不宜汗下。通用理中去白朮加桂、緣白朮燥腎閉氣、故去之、桂能泄奔豚、故加之。然而獨不言當臍有動氣者、脾為中州、以行津液、妄施汗下、必先動脾氣、是以不言而喻也。左右上下尚不宜汗下、何況中州之氣、敢輕動之乎。

續論云、一法、用柴胡桂枝湯、亦良、二方看有熱無熱、動氣在臍之左也

左發汗則頭眩（主肝亡陽外虛、故頭眩）、汗出不止肉瞤筋惕（筋肉瞤惕）、先宜防風白朮牡蠣湯、

次與小建中湯、動氣在右（臍之右也、主肺）、發汗則衄而渴（則動肺氣、氣虛不能衛血、血溢妄行、亡津液、則渴煩、肺惡寒飲）、心苦煩、飲則吐、先

（傷肺、）宜五苓散、後與竹葉石羔湯、動氣在上（臍之上也、心內證損心氣）、發汗則氣上衝心悸（腎氣虛、欲上凌心、正在心端）、

李根湯、動氣在下（臍之下也、腎水不足也）、發汗心中大煩（腎虛不能制心火）、骨節疼痛、目暈（腎主骨也、腎病則目䀮䀮如無所見）、食入則吐（腎水乾也）、

先宜大橘皮湯、次服小建中湯、動氣在左（肝之動也）、下之則腹滿拘急（下之損脾、肺肝氣益勝、故腹內拘急）、

身雖熱（表熱裡寒）、反欲踡（踡不伸也）卧（以裏氣不足也）、先宜甘草乾姜湯、後與小建中湯、動氣在（肺之動也）

右、下之則（傷胃動肺）津液竭、咽乾鼻燥（肺之燥也）、頭眩心悸（肺主氣而虛）、宜竹葉石羔湯、動氣

在下（腎之動也）、下之則腹滿心痞（傷脾腎氣動腎寒乘脾）、頭眩、甘草瀉心湯、動氣在上（心之動也）、下之則（傷胃內動心氣）

掌握熱（心為火主熱）煩、身熱、汗自泄、欲水自灌（表寒裡熱）、宜竹葉石羔湯、

傷寒霍亂

王氏曰夏秋之間人有吐利暴作煩亂躁悶或肚腹疼痛冷汗自出尺脈雖沉手足雖冷不可用熱藥此因伏暑而致霍亂也用二香黃連飲

凡霍亂切不可與米飲粥飯簪食一呷入口即死直待垢膩之物吐利俱盡然後用糜粥淡菜少少養之

霍亂者上吐下利揮霍撩亂也及邪氣飲食所傷邪在中焦既吐且利邪在上焦吐而不利邪在下焦利而不吐俱用正氣散加半夏生姜汁治之如吐利不止者理中湯如其上下不通腹痛甚而頭痛發熱者桂枝大黃湯此為乾霍亂死者多因其所傷之邪不得出擁塞正氣陰陽隔絕先用吐法也

續論云（表未解也）吐利汗出脈微惡寒（表未解）手足厥冷（陽虛陰勝）拘急四逆湯（助陽退陰）吐利止（裏和也）身痛不休桂枝湯既吐且利小便復利（津液不禁）大汗出（陽氣大虛）下利清谷內寒外熱（陽氣大虛陰氣獨勝也）（為陽未絕）脈微欲絕者（無陽）四逆湯吐利止但汗出而厥四肢拘急不解脈微欲絕者通脈四逆加猪膽汁（膽苦入心而通脈膽寒補肝而和陰引置陽藥不被格拒）經曰微者逆之甚者從之此之謂也

不仁

不仁者、謂不柔和、痛痒不知、針火不知是也、諸虛乘寒、為鬱冒不仁、血氣虛弱、不能周流於一身、於是正氣為邪氣所伏、故肢體頑麻不仁、厥如死屍、用桂麻各半湯、不愈者、補中益氣湯入姜汁、設身體乍汗如油、喘而直視、水漿不入、此為命絶也、經曰、少陰脈不至、腎氣微、精血少、寒氣上奔、血結心下、陽氣退下、熱歸陰股、與陰相動、入之身不仁、此為尸厥、以鬱冒不仁為可刺之、而得痊者、實神醫之診也、甘草乾姜湯、桂枝芍薬湯加乾姜、桂麻各半湯、宜消息選用、鬱冒不仁、刺期門巨闕穴

陰陽易

陰陽易者、如換易之易、以其邪毒之氣、而變相換易也、男子病

新瘥婦人與之交而反得病者、婦人病新瘥、男子與之交而反得病者、其候身重氣之損動真氣小腹絞痛頭不能擧足不能移、四肢拘急百節解散眼中生花熱氣冲胸、在男子則陰腫入小腹攻刺、在婦人則裡急連腰胯重引腹內痛、若手足攣拳、脈離經者、皆不治也、其不因易而自病復發為女勞復、通用逍遙散加減治也、燒褌散猳鼠屎湯竹皮湯、乾姜湯青竹茹湯、當歸白朮湯選用

不眠

活人書云、汗為心之液、汗多則神昏故不眠、大熱則神不清、故不眠、大下則動血、心主血、血

陽盛陰虛則晝夜不得眠、蓋夜以陰為主、陰氣盛則目閉而卧安、若為陽所勝、故終夜煩擾而不得寧、所謂陰虛則與夜爭者是也、汗出鼻乾不眠、邪在表、乾葛解肌湯、若胃有燥屎大熱錯

損故不眠。瘥後熱氣與諸陽并，陰氣未復，亦不眠。

語及大汗胃中乾不眠者邪在裏大承氣下之胃不和則臥不安故宜徹熱和胃也若汗下後虛煩不得眠梔子豉湯咳而嘔煩悶不眠者水氣也豬苓湯下後復熱晝則煩躁不眠夜則安靜無大熱者（其脈必虛）乾姜附子湯吐下後心中懊憹不眠者梔子豉湯陽勝陰狂言不眠亂夢心煩乏氣者酸棗湯陰勝陽則驚悸昏沉大熱乾嘔錯語呻吟不眠者犀角地黃湯汗出脈虛不眠者小建中湯主之也　煩躁竹葉石膏湯

補　瘥後飲酒煩悪乾嘔口燥呻吟錯語不眠犀角解毒湯

多眠

夫衛氣者晝則行陽夜則行陰行陽則寤行陰則寐陽氣虛陰

氣盛則目瞑。故多眠。乃邪傳於陰而不在陽也。昏昏閉目者陰司闔也。默默不言者。陰至靜也。太陽病十餘日。脈細嗜卧者外已解、神將復也、設胸滿脇痛鼻乾嗜眠者、風熱內攻。不干乎表。故熱氣伏於裏則喜睡。不得汗者、小柴胡湯、脈浮羌活沖和湯冬用麻黄湯、少陰病但欲寐、尺寸俱沉細者、四逆湯、少陰病欲吐不吐、欲嘔不嘔、心煩多寐、五六日自利而渴小便白者、四逆湯、若復煩熱不得卧者不治。三陽合病、欲眠目合則汗譫語者則有熱也、小柴胡湯、其胃熱者亦卧也、犀角解毒湯

狐惑

狐惑者、猶豫不決、進退之義也、有濕䘌皆虫証、腹中有熱、食入

無多、腸胃空虛三蟲求食而食人五臟其候四肢沉重惡聞食氣默默欲眠、目閉舌白、齒晦面目間赤白黑色變易無常、蟲食下部為狐。下唇有瘡。其咽乾。蟲食臟為惑。上唇有瘡。其咽啞。通用黃連犀角地黃湯加桃仁、越人望而畏之、厥陰消渴、氣上衝心饑不欲食、食即吐、蚘既曰胃寒、復有消渴、蓋熱在上焦。而中下焦則但寒而無熱。又有大便實証、並用理中湯加大黃、蜜少許、微利之、

百合

百合者百脈一宗、舉皆受病、所謂無復經絡傳次也、大病虛羸之後臟腑不平。変成此証。似寒無寒。似熱無熱。欲食不食。欲坐

不坐欲行不行口苦便赤藥入即吐利其脈微數每尿則頭痛者六十日愈不頭痛但淅然悪寒者四十日愈若尿快然頭眩者二十日愈俱用百合知母地黃湯也　滑石代赭湯雞子湯

蚘厥

厥陰病人素有寒妄發其汗或汗後身熱以致胃中虛冷饑不能食食即吐蚘乍靜乍煩蚘或上或止聞食即出也乾姜理中湯

痓

先太陽中風重感於寒無汗為剛痓中風重感於濕有汗為柔痓俱身熱足寒頭項強急悪寒頭面赤目睛赤獨頭搖卒口噤背反張手足攣搐皆痓病也傷風頭痛常自汗出而嘔若汗之

必發痓。大發濕家汗亦作痓。新產血虛汗出當風亦成痓。若脈沉而遅、或帶緊、或散於指外者皆死証也、有汗加減冲和湯、無汗者羌活冲和湯、口禁咬牙卧不着席者大承氣湯下之

續論云二痓通用小續命湯、剛痓去附子、柔痓去麻黃、柔痓桂心白朮湯、附子防風湯、白朮散、桂枝煮散選用

瘈瘲

瘈則急而縮。瘲則緩而伸。熱則生風。風主乎動。故筋脈相引而伸縮。傷寒至此証。可謂死矣。能以去風。滌熱之劑。間有生者

風溫

風溫尺寸俱浮、素傷於風、因時傷熱、風熱相搏、即為風溫、其外

証四肢不收、身熱自汗、頭疼喘息、發渴昏睡、或體重不仁、慎不可汗、汗之則譫語躁擾、目亂無睛光、病在少陰厥陰二經、萎蕤湯、小柴胡選用、未醒者、柴胡桂枝湯、發汗復身灼熱、知母葛根湯、渴者瓜蔞根湯、脈浮身重、防已湯、誤汗風温、防已黄芪湯也

濕温

寸濡而弱、尺小而急、素傷於濕、因時中暑、濕與熱摶、即為濕温、其狀胸腹滿、目痛壯熱、妄言、自汗兩脛疼、倦怠惡寒、若發其汗、使人不能言、耳聾不知痛處、其身青面色変、是醫殺之耳、濕温在太陰、蒼朮白虎湯、加桂、濕氣勝、一身盡痛、發熱身黄、小便不利、大便快、五苓散加茵陳、臟虛自利、附子理中湯也

風濕

風濕脉浮先傷濕而後傷風也。其証肢體重痛、不能轉側、額上微汗出、悪風不能去衣、大便難、小便利、至日晡而劇、治法但微解肌。若正發汗、則風去濕在、非徒無益、而又害之。羌活冲和湯。咽渴小便不利者、五苓散。外不熱、内不渴、小便利、朮附湯。緩弱昏迷、腹滿身重自汗失音、下利不禁、白虎湯加白朮去甘草。身腫痛微喘悪風、杏仁湯。熱而煩渴者、小柴胡加天花粉。若誤下之、小便必不利、五苓散。中濕小便不利、一身盡痛、身黄大便快、茵陳五苓散。大小便俱利、無黄者、朮附湯。身痛鼻塞、小建中加黄芩。

温毒中暍

温毒者、冬月感寒、異氣至春始發也。表証未罷。毒氣未散。故有發斑之候。心下煩悶、嘔吐、咳嗽、後必下利、寸脉洪數。尺脉實大。為病則重。以陽氣盛故耳。用玄參升麻湯也。

中暑

脉虛而伏、身熱而面垢、自汗煩躁大渴毛聳背惡寒、昏倦身不痛。與傷寒諸証大不同矣。内外俱熱。口燥煩渴。四肢微冷而身不痛。用白虎湯、痰逆惡寒。橘皮湯、熱悶不惡寒竹葉石膏湯、頭痛惡心煩躁小便不利、五苓散。中暑用小柴胡。加香薷最良。脉虛灑然毛聳口齒燥、人參白虎湯霍亂煩躁大渴腹痛厥冷轉

弦細芤遲
葛氏曰奔馳勞役之人有傷熱者其症肌熱躁熱目赤面紅煩渴引飲晝夜不息証是白虎湯是也宜以脈辨之如洪大而長按之有力宜人參白虎主之若脈洪大

而虛煩按金無此血虛証也誤服白虎必死宜當歸補血湯主之

筋黃連香茹湯為要也須頓冷服之熱則反為吐瀉矣

虛者清暑益氣湯

戰慄

陸文定云大抵因寒而慄者脉細而逆因熱而慄者脉大而數寒慄則厥逆沉滞熱慄則有時溫和以此別之

陰陽相爭故身謂之戰搖也邪與正氣外爭為戰内與正氣爭為慄正勝邪得汗而解邪勝正遂成寒証矣在表者羌活冲和湯在内者人參理中湯此陰經自中之真寒者用之傳經戰慄者大柴胡治之是也

續論云慄則不戰而但鼓頷遂成寒逆宜姜附四逆湯加灼艾以禦之經曰陰中於邪必内慄也邪中下焦陰氣為慄足膝逆冷便溺妄出皆此類耳四逆湯甘草乾姜湯若復躁而

不得卧者不治。